膣活《ちつかつ》！カーマスートラ ヨガ

日本女性ヘルスケア協会長
鈴木まり

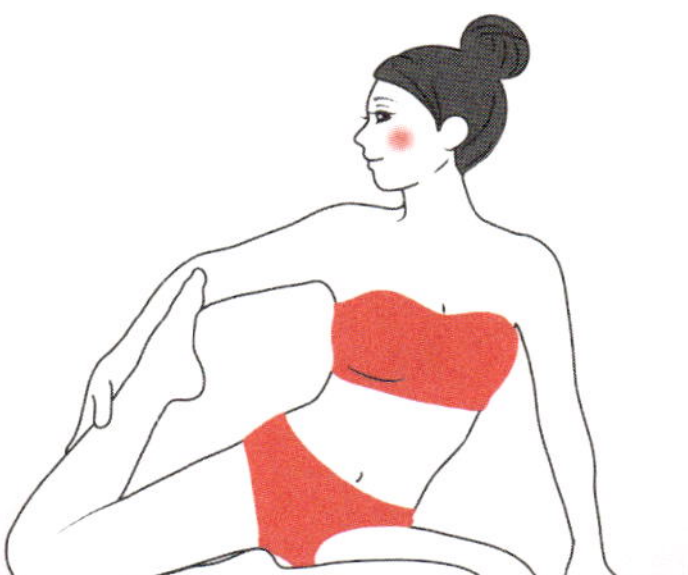

KADOKAWA

はじめに　～女性〝性〟に自信をつける～

●カーマスートラは愛を営むための教科書

突然ですが、「カーマスートラ」という言葉をご存じでしょうか。もしこの言葉だけでピンとくるという方は、アダルティッシュな情報に敏感な方か、インド哲学の有識者でしょう。

カーマスートラとはインド哲学の一部であり、カーマは〝愛〟、スートラは〝教え〟という意味で、性愛のマナーや体位を説明した「世界最古の〝愛〟の教科書」として知られています。

日本へは、〝密教〟の一部として伝わっており、日本最古の医学書である『医心方《いしんほう》』の中にある「房内《ぼうない》（ベッドルームのこと）術」という章には、「女性は仰向けの男性の上にまたがって63回動いて止める。男性はフィニッシュしてはいけない。これを日に7回行うと、男性は早漏の治療となり、女性は冷えの改善、月経不順が治る」といったように、性愛法が養生法として組み込まれて記録されています。

「性愛」というと「セックスの体位」だけを意味するように聞こえてしまいますが、実はそうではありません。カーマスートラの内容には、「いい人の選び方と選んではいけない人」や、「忘れられた人を再度振り向かせる方法」、「妻としての務め」などのほか、着飾ること、歌謡、ダンス、料理、弓道、算数や科学の知識、保健衛生の知識といった「女性が自立して生きていくために習得しておかなければならない64個の技術」といった生き方論まで幅広く、かつ、こと細やかに記述されています。

性愛についての記述では、「性愛時のマナー」はもちろん、「爪や歯による愛撫の方法」や、「キスの方法」だけでなく、なんと「よろこびの声（＝あえぎ声）の方法」まで記載があるのです。カーマスートラにおいては、抱擁や愛撫のシーンまで含めると、性愛法は優に100種類を超えますので、日本に伝わる『医心方』の房内編や大江戸四十八手《しじゅうはって》はほんの一部にすぎないのです。

〝あえぎ声〟もインド由来!?

性愛における〝あえぎ声〟については、『性典カーマスートラ愛経』によると、男性の陽器を女性が陰部で受け入れているときは、男性からの愛打のたびに女性は「〝ムフムフ、ハーンハーン〟と、もだえるように鳴く」、「竹の割れた音のように〝アーッ、アーッ〟と鳴く」、「〝もう許してー!〟〝お母さーん!〟と鳴く」のがよいといった内容です。

よく考えてみると、欧米人のあえぎ声は声というよりも、息を吸うことにテンションがある印象ですが、日本人やアジア人は、「アーン、ハーン」などと声を出して息を吐くことがメインのように思います。国によって息のテンションが違うのは不思議ですよね。はっきりとした記述はありませんが、これも実はこのカーマスートラが発祥なのではないかと思えてなりません。息を吸う、吐く、止めるという呼吸のコントロールは、ヨガの基本ですから、ここにもアジア人の性愛のルーツを感じます。

●カーマスートラで性教育

インドの書店へ行くと、現代翻訳されたカーマスートラの本が置いてあります。中をめくると、12歳くらいの幼い男女が裸で肌を重ねている写真とともに、体位の説明があります。幼い男女の姿から、〝成人向けのエロ本〟でないことはすぐに推測でき、古代から受け継がれる性教育の本だという印象を受けます。

インドにおける結婚年齢は現在、男女ともに20代前半が大多数となっているといいますが、ひと昔前や田舎町では、見合いでの低年齢結婚も多かったというのは有名な話です。実際に、カーマスートラは処女の少女が年齢の離れた男性のもとへ嫁ぐのに持っていく、性教育の本としても使われていたといいます。

ただ、今のインドにおいてヒンドゥー語のカーマスートラは販売が禁止されています。ご存じの通り、インドでの性犯罪、少女の売買は深刻な国際問題となっていて、男女の性愛が露わに表現されているカーマスートラは性犯罪を助長するとして、禁止になっているのです。あろうことか、〝性愛の教え発祥の地〟で、本来の性愛の意味について見失ってしまっているのは、とても悲しい気持ちでなりません。

ちなみに、私がインドの書店でカーマスートラの本を何冊も買い漁っていた折には、現地ガイドのインド人にドン引きされた思い出があります。インドでエロい本ばかり買い漁る不審な外国の女と映っていたのでしょう（苦笑）。

●愛を営むアジアの神々

インド北東部にある、カジュラーホ寺院群の外壁には、何百というおびただしい数の性交のレリーフが施されています。それはまさに、神殿における〝神々の愛の営み〟であり、〝生命の根源〟ともいえます。

稲作文化・農耕民族の私たちアジア人にとって、五穀豊穣《ごこくほうじょう》と子孫繁栄は古くから常にセットで考えられています。日本では、農村地帯などで男性のイチモツをかたどった道祖神がまつられていて、今でも子宝や安産祈願、商売繁盛のパワースポットとされています。『古事記』においても、この日本という国のはじまりの記述には、いわゆる〝立ちバック〟で日本が産まれたという、イザナギという男神とイザナミという女神のセックスに触れた記述もあります。

キリスト教やイスラム教では神が愛そのものであり、堕落へ導く性行為は禁欲するべきとされるのに対し、アジアの文化では、神々は土を肥やし、地に種を植えるように、愛を営みます。〝女性が陰〟、〝男性が陽〟とされ、陰陽重なり合ってエネルギーを受け渡して万物すべてのバランスを整え、〝つないでいく尊い命〟を祝うのです。つまり、私たち農耕民族であるアジア人にとって、カーマスートラは風土環境が生んだ性愛哲学ともいえるのです。

●中年期、驚異の体質改善体験

カーマスートラのお話はこれくらいにして、私の体験談を少しお話させてください。

申し遅れましたが、私は、インド医学であるアーユルヴェーダや中医学を基に、「まちの保健室」をテーマに、主に女性の心とカラダのヘルスケアに従事しています。歳を重ねるごとに悩みは尽きないもの。「病院に行くほどではない」や、「だれに相談したらいいのか」という小さな不安を感じたときに、学校の保健室のように、気軽に相談できる人や場所があると気持ちが楽になるものですよね。

もともと幼少期よりカラダの弱かった私は、生理がはじまったころから生理痛が重かった上に、低体温、低血圧でいつも顔色が悪く、朝も苦手、便秘もひどく、いつもだるいといった状態でした。社会に出てからは、オーバーワークで20、30代と二度の無月経を経験し、女性ホルモンが枯渇。30代に入ってからは3年間にわたるつらいホルモン治療の副作用で浮腫《むく》みと頭痛、倦怠感《けんたいかん》がひどく出ただけでなく、体重は10キロ増量。もともと48キロくらいだった体重が60キロ近くまで一気に跳ね上がり、高値安定状態。ダンスなどでカラダは動かしていたほうだったので、体脂肪率は28％ほどと体重の割には高くなかったのですが、肌は湿疹だらけで心身ともにストレスフルでした。

大学と専門学校では心理学や医学を学んでいたので、知識を利用して皮膚科、婦人科でさまざまな検査をしてもらったり、投薬治療を試したりもしましたが、どうしても現代医学では症状がぶり返してしまい、根本的治療には至りませんでした。そこで、なにかいい方法はないものかとたどり着いたのが、東洋医学の世界だったのです。最初は、「白湯《さゆ》を飲む」という簡単なことからはじめ、少しずつ食事の改善や、ヨガにも満たないストレッチなどを生活に取り入れていきました。そうしたところ、気がつけば「私、今月皮膚科に行かずにすんでいるじゃん！　生理もちゃんときている！」と投薬に頼らなくても、カラダがあるべき姿に徐々に変わっていったのです。

そうした経験から本格的に東洋医学を学び、アーユルヴェーダサロンを開業。その後、体力のない方や体調の悪い方でも自宅で簡単にセルフケアできるようにと、〝女性ホルモンストレッチ〟をテーマに、「ジョホレッチ」というエクササイズの開発をスタート。ヨガやダンスの要素で構成し、レッスンを進めていく中で、「もっとよいものはないか」と思いついたのが、あの春画で知られる、大江戸四十八手の女性のポージングを組み込むことでした。

浮世絵の春画集を片手に、開脚やストレッチの要素が多い大江戸四十八手をヨガにアレンジして実践。これをレッスンに組み込んでからというもの、生徒さんだけでなく、高額な痩身エステでも痩せられなかった私が、8か月で10キロ減量した上に、治療後、50pg/mlくらいだった女性ホルモン数値が、なんと194pg/mlと約4倍に跳ね上がったのです！　これはものすごい衝撃と影響で、その後も体重とホルモン数値はリバウンドすることなく、安定して体力のある体質に変わることができたのです。

しかも、20代の若いころは食が細くて痩せていたけれど、現在では食も太くなり、しっかり食べてカラダを動かして、体重は47キロほどです。増量前の若いころ26％だった体脂肪率は、現在では20％をキープ。私の身長は161センチですので、現在の私は、細マッチョをイメージしていただけるとわかりやすいと思います。でも、〝女性特有のかわいらしさ〟である肌の柔らかさは大切にしたいので、表面の筋肉は割らずに、ほどほどに皮下脂肪は残している感じです。

こういった経緯から、「大江戸四十八手がこれだけ効果があるのならば、そのルーツとなっている、インドのカーマスートラをもっと研究してみよう！」となったのが、今回のいきさつです。

●女性が密《ひそ》かに抱える〝性〟の悩み

現在までにジョホレッチスタジオと、アーユルヴェーダサロンを合せると、年間約600名ほどの女性たちのお悩みと向き合い、すでに約1万名の方々に訪れていただいています。

普段、サロンもスタジオもプライベート空間でみなさんと向き合わせていただいています。とにかく〝具体的な解決〟にこだわっていますので、なんでも本音で話していただけるように、私自身ぶっちゃけてなんでも話しますし、どんな症状やどんな状況の方がいらしてもまったく動じませんので、それが伝わってか、女性のみなさんは次から次へと、「人には話しにくいこと」を相談してくださいます。

- 性交痛があるんです。
- 締まりが悪いのか、挿入時に感じられないんです。
- まだ30代なのに尿漏れします。
- 生理の周期が短くなってきたのは更年期が近いからでしょうか？
- オリモノってなに？　ってくらいアソコが乾燥しています。
- セックスに自信がありません。男性が怖いです。
- すぐに疲れてしまってセックスが苦痛です。
- ホルモンバランスが崩れているのか、イライラがひどいです。
- 不機嫌が止まりません。

・自分のセクシーなところを引き出してほしいです。
・生活をしていて、幸福感があまりないんです。

第1章で詳しく触れていきますが、特に『48手ヨガ―江戸遊女に学ぶ女性ホルモンと体力活性法』(駒草出版)を発売してからというもの、実に多くの方々から「女性の〝性〟」に関するご質問やご相談を受けることとなりました。そして、女性向けに発信した本にもかかわらず、熱心な男性からも切実なご相談を多くいただいたことは、とても刺激的なサプライズでした。

こういったことからも、男女の性愛の教科書であるカーマスートラはますます無視のできない存在になっていったのです。

●幸せホルモンを増やしてハッピーに

「幸せホルモン」と聞くと、「女性ホルモン」がまっさきに頭に浮かぶ方が多いようですが、実はそれだけではありません。

ご存じの通り、女性ホルモンは30歳前にピークを迎え、あとは減少の一途をたどっていく運命にあります。

女性ホルモンが減少していくと、うつっぽくなったり、ヒステリーになったり、肌がくすんできたり、太りやすくなったりする傾向が見られます。これだけでも、いかに女性が美容と心の平静のために、女性ホルモンに頼っているかがうかがえます。

しかもショックなことに、更年期を迎えたあとは、男性が分泌する女性ホルモンよりも、女性が分泌する女性ホルモンのほうが少なくなるとも言われています……。

でも大丈夫です！　悲観的になる必要はありません！

「幸せホルモン」は女性ホルモンだけではありません。私たちには「オキシトシン」という強い味方がいるのです。

オキシトシンは、女性ホルモンと違って、年齢により減少するということがありません。つまり、年齢に関係なく、何歳でも分泌されるのです。

ただ、分泌させるにはひとつコツがあります。

それは、〝パートナー〟が必要ということです。

オキシトシンは、見つめ合ったり、キスをしたり、肌を触れあったり……というコミュニケーションを通して分泌されると言われています。

こう言うと、「彼氏がいないから無理」「独身だから無理」と卑屈になってしまいそうですが、それも心配ありません。例えば、アロマエステでもいいでしょう。または、社交ダンスやサルサなどのペアダンスでも効果があることがさまざまな研究でわかってきていますので、特定のパートナーがいないという方は、ぜひマッサージや踊りに出かけてください。

多くの国で発展しているダンスや音楽、楽器もルーツをたどれば、神々への舞だったり、武術やヨガの要素が組み込まれて発展しているものです。

本書で紹介するカーマスートラ ヨガは、まさに男女ペアで行う体温の受け渡しであり、陰陽のエネルギーの受け渡しです。「男女の肌の触れあい」は、〝最も原始的なセラピー〟ともいえるのです。

長年の私の研究テーマである「ホルモンバランス」も含め、性愛にも通じる「膣活《ちつかつ》」を切り口に、性愛にフォーカスした内容で本書を書き進めていきたいと思います。

そして、古代の神々から受け継がれる性愛法をヒントに、気持ちよくストレッチしながらお互いの体温を感じて心身のバランスを整え、安心感や幸せホルモンを活性化しましょう。そしてなにより、ご自身の〝女性性〟に自信をつけていただく手引書になれればうれしいです。

第１章

幸せに導くホルモンたち

〔私たちのカラダは、ホルモンに支配されている〕

これは学生時代の恩師のひと言でした。

〝人体のホルモン〟について学んだ、内分泌の授業は今でも鮮明に記憶に残っていて、この恩師のひと言が、今の私を育てたといっても過言ではありません。

ホルモンは、成長ホルモンや甲状腺ホルモン、女性ホルモン、男性ホルモンなどのほかにも、私たちの体内には、実に数百種類はあるといわれていて、現在わかっているだけでも100種類以上になります。

ホルモンとは、例えば、「もう栄養は十分だから食欲は止めて、交感神経にスイッチを入れてエネルギーを燃やすよ〜！」といったように、主に生命維持や成長、成熟、また生殖器などにおける〝機能調整のための伝達物質〟、いわゆる、メッセンジャーとしての役割を担っています。

最近の研究では、ホルモンは各臓器や組織で生成され、一部では脳を介さずに臓器同士が会話するようにホルモンを伝達し、機能していることがわかってきているといいます。これは中医学でいうところの五臓六腑《ごぞうろっぷ》の考えに通じるものです。

正しい情報、スムーズな伝達がなされなければ、カラダはうまく機能しませんよね。しかも、ホルモンは、ほんの一滴の微々たる量でカラダの機能や体調を激しく左右するので、やはり、私たちのカラダはホルモンに支配されているのだと思います。

〔〝リラックス〟がホルモン活性化のカギ〕

特にアラサー世代以降の、まさに働き盛りの方々の症状をみていると、「睡眠が上手くとれない」「生理前のイライラがひどい」「生理痛が重い」「背中から首がこわばっている」「頭がこっている」「めまいがする」「便秘や下痢を繰り返す」という声を多く聞きます。

これらの症状はまさに活動神経とよばれる、交感神経優位型の方に多くみられ、日常的に戦闘モードから抜け出せず、上手に心身をオフにすることが苦手な方々です。

不妊治療に勤しむ方々も、やはり、性格が真面目すぎる故に、「あれもしなきゃ、これもしなきゃ」と神経を使いすぎて、かえって悪循環に陥ってしまう方が多く見受けられます。

そのほかには、アラフォーになってくると、「あまりにも疲れやすくてだるいので検査したところ、甲状腺の数値が悪かった」などという方も目立ってきます。

私自身も、動悸が続いたので検査したところ、代謝が落ちる橋本病の数値がグレーゾーンになっていたことがありました。これが38歳のときでした。その際は、投薬治療までの数値には至らなかったので、甲状腺のホルモンバランスを整えるのに効果があるといわれる**ヨガのポーズを寝る前にしたり、睡眠をきちんととったりしました。そうしてリラックスを心がけたことで、半年ほどで数値が正常値に戻りました。**

職場や家庭でのストレスは、生活していく中でゼロにはできません。しかし常に戦闘モードでは、心やカラダに必ずひずみが出てきてしまいます。しかも、ストレスが増えると交感神経が優位になり、その影響で内臓がうまく働かなくなるのです。

東洋医学では、〝火の体質〟[※1]や〝風の体質〟の人は交感神経優位型で、それに伴って便秘、イライラ、目の疲れ、胃痛などが起こるといわれていますが、まさにこれは現代医学においても同じです。特に**消化器系はリラックスしている状態である副交感神経が優位のときでなければスムーズに働きませんので、交感神経が優位な緊張状態では、胃腸がうまく働かず、胃痛や便秘が起こります。**

これは女性、男性関係なく共通することです。

※1　アーユルヴェーダでは「火の体質」「風の体質」「水の体質」と大きく3つの体質に分類して診断する

つまり、リラックスを心がけ、自律神経を整えることでホルモンバランスを整え、内臓のパフォーマンスを上げるということが大切なのです。

内臓といえば、女性にとって気になるのが子宮ですよね。この子宮の一部の卵巣が女性ホルモンをつくる場所です。

私も過去にストレスから子宮が活動休止宣言（苦笑）をして、女性ホルモンが枯渇した経験があります。なので、いかにストレスがホルモンバランスに影響してくるかがわかります。

〔ホルモンが悩みを解決してくれる〕

ホルモン治療中、とにかくつらかったのは、思考が停止するほどの頭痛、10キロの増量、そして倦怠感のトリプルパンチでした。

当時はとにかく朝がキツく、顔もカラダもパンパンに浮腫むので下着どころか洋服までカラダに食い込み、サイズも合わなくなってくる。しかもズーンと重い頭痛でカラダを引きずるように毎日生活していました。

しかし、女性ホルモンを活性化させるジョホレッチを開発し、それを行うことで、女性ホルモン（エストロゲンの数値）が194pg/mlのハイスコアになりました。しかもカラダがみるみるうちに絞られていき、膝《ひざ》の痛みもなくなり、浮腫み知らずに！

そしてなによりもうれしかったのが、ずっと悩まされていた倦怠感から解放されたことでした。

このときは本当に心から女性ホルモンのありがたさを実感し、特に信仰心があるわけでもないのに、「神様ありがとうございます」という感謝の気持ちになったほどです。

とにかく、**心身のオンとオフのバランスが重要で、それによりホルモンがきちんと機能すれば、さまざまな症状の予防になるのです。**

〔現代人に見る膣圧の低下〕

一旦ホルモンのお話はこれくらいにして、日ごろ気になるみなさんの症状をもうひとつご紹介したいと思います。

それは、**下半身の筋力の弱さと、膣圧の低さです。**

少し話が遠回りになってしまいますが、〝**日本人女性の下半身の歴史**〟を説明させてください。

日本において女性が下着を着用するようになったのはごく最近のことです。1923年、日本橋にあった百貨店・白木屋の火災事件で逃げ出る際に、当時の女性が着物で下着を着用していなかったことから〝下半身が露わな状態を見られるのが恥ずかしい〟というのが理由で逃げ遅れたそうです。これがきっかけとなり、下着を着用するようになったというのはあまりにも有名なお話ですね。

それ以前の日本人女性は下着をつけることはなかったので、生理の際に経血が垂れ流れないように膣を締め、厠《かわや》（トイレ）で吐き出すように経血のコントロールしていたという話もあります。

昔の人は、カラダを使って働いてきているので、とにかく下半身の筋肉がしっかりしていて、体力もあります。私の経営しているサロンには80歳の方もいらしていますが、現代ほど満足した栄養が摂れていなかったにもかかわらず、昭和世代、戦争を経験してきている世代の方はとにかく骨がしっかりしていて、体力も気力もある印象です。彼女たちは2駅くらい平気で歩いてきますので、いかに日常的にカラダを動かしてきたかがよくわかります。70代後半の方の姿を見るたびに、「あぁ、かなわないわ」なんて思ってしまうほどです。

それが、**年代が下がるにつれて、体力の低下や、慢性疲労、尿漏れや産後の便失禁**

トラブルなどの声が多くなるのです。

私と同じく40歳前後の女性でも、すでに更年期に似た疲れの症状だけでなく、尿漏れや「オリモノがドバっと出ちゃう」という声をよく聞きます。

もっと年代が下がって、平成生まれの世代になると、とにかく体力がない、疲れやすい、しゃがめない、生理痛とイライラや不安、だるさや便秘などのPMS（生理前症候群）がひどい、冷えがひどいという方が多く見受けられます。みなさん脚が細くてきれいなのですが、「とにかく筋力がない」という印象を受けます。

〔膣筋で体力をつける〕

「先生〜！〝膣を締める〟という感覚がわかりません」

ある日のレッスンで、私が「座った状態で肛門と膣を締めて〜」といったところ、ある生徒さんから返ってきた言葉でした。

その生徒さんは、上半身はぽっちゃりしているのですが、下半身が細く、お尻の厚みもない体形の方です。がに股でしゃがむポーズや、片足立ちになるようなお尻の筋肉や脚力を使うポージングがとにかく苦手で、すぐにひっくり返ってしまったり、筋肉が疲労して脚が動かなくなってしまうのです。

「膣を締めるように〜」というのはヨガの世界でも当たり前のようにいわれていますが、主に、肛門をギュッと締めて、膣を締めるようにする感覚を養っていきます。つまり、**肛門括約筋と、それをサポートするお尻の筋肉、さらにはカラダを支える太ももの筋肉が膣を締めるのに重要になってくるのです。**

「**人体の7割は下半身**」といわれるほど、下半身の筋肉は重要です。最近の研究では、**筋肉が収縮するときに、がん抑制や、うつ症状を改善させるさまざまなホルモンが分泌される**ということも発表されました。

そのようなホルモンの分泌だけでなく、カラダの中でも特に大きな筋肉である、太ももやお尻の筋肉を鍛えると、全身に血液が巡り、冷えが解消されます。私自身も体質改善後は体温が1度上がり、風邪を引きにくくなりました。「冷えは万病のもと」と昔からいいますし、婦人病の原因にもなるのはいうまでもありません。全身の血巡りがよくなれば全身に栄養が回ります。そうすると内臓のパフォーマンスがよくなり、ホルモンバランスも整えられ、ひいては子宮力にもつながるのです。

つまり、〝膣を鍛える〟ということは、下半身を強化することであり、全身の代謝を促すことにつながっていくのです。

カーマスートラ ヨガは全身を伸ばしながら、下半身の筋肉もしっかり鍛えていきます。ちなみに、以前知人のところで私の毛細血管をスコープでみてもらったところ、きれいに曲線を描きながら動脈から静脈に切り替わっている、〝上位5％に入る毛細血管だ〟というお墨付きをいただきました。さらに、血管内を、白血球や赤血球が勢いよく流れていて、「代謝がすごくいいですね！」と驚かれました。

30歳をすぎると、ほとんどの方は指先に伸びる毛細血管が変形してくるそうですが、私は脚力をつけてしっかり血巡りをよくし、睡眠を取っていたおかげか、代謝もよく、〝血管美人〟の称

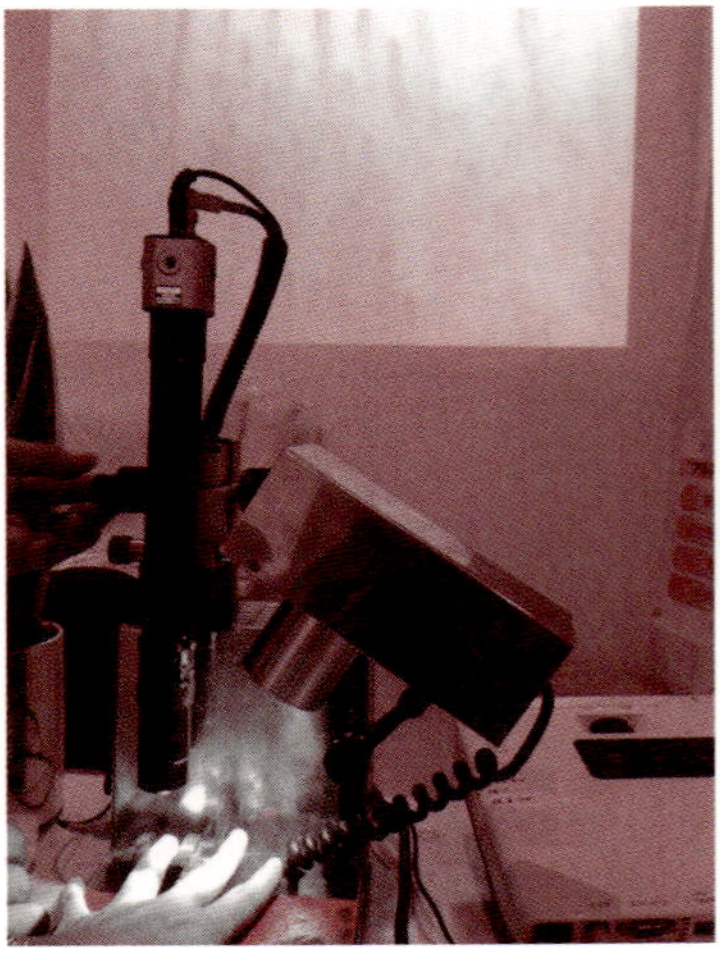

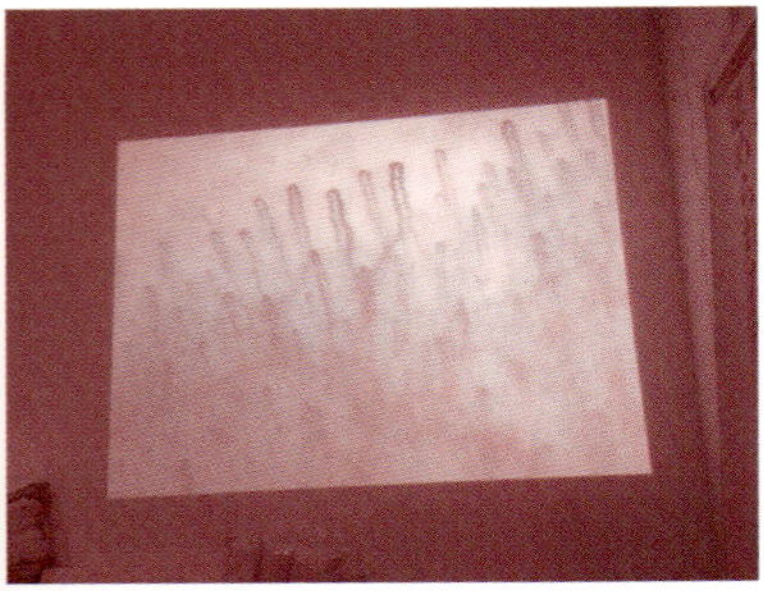

手の指先にレンズを当ててみる私の毛細血管画像。このようにまっすぐ伸びてきれいに湾曲を描いている人は少ないそう。

号をいただきました。若いころはむしろ変形していたグループだったと思います。なにしろ、体力も肌力も自律神経力もダメダメでしたから。体質改善してからは、寝つきも肌の調子もよくなり、ダイエットでリバウンドもしなくなったのです。

〔カーマスートラ ヨガのうれしい悲鳴！〕

最近ではカーマスートラ ヨガをレッスンに組み込んでいるのですが、出不精の生徒さんですらレッスンを受けにきて真剣に話を聞いてくれますし、エクササイズに熱心な生徒さんも、「キャハー！」と悲鳴を上げて爆笑しながら張り切って取り組んでくれます。

いずれの生徒さんも、〝神々の性愛法（カーマスートラ ヨガ）〟には、「1時間のレッスンがあっという間！ 普段だったら20分もしないで飽きるのに！」と、時間を忘れて真剣に取り組んでくれています。

私もレッスンでは、ポージングを指導しながら「男性の友人に聞いてみたんだけど、このポーズって、男性から見て一番視覚的に興奮するらしいよ」とか、「ほら〜、好きな人を思い出して！ 目の前にいると思ってポーズしてみて。愛するあの人を夢中にさせるのよ〜！」なんてあおりながらレッスンをしていますから、みなさんいつも笑顔が絶えず幸せそうな表情をしていて、私も元気をもらっています。

そんなカーマスートラ ヨガをレッスンした生徒さんからは、こんなうれしいお声をいただいています。

・お尻がしっかり筋肉痛になって美尻になりました！（25歳）
・生理中の血の塊が出なくなりました。生理痛も楽になって、トイレに行ったときに血が出るので、ショーツからの血の漏れ出しがなくなったのはびっくり！ 膣圧が強くなったんだと思います。（30歳）
・レッスンの日はいつもぐっすり眠れます！（29歳）
・寝る前に3つくらいポーズをやると、朝がスッキリ起きられるようになりました！（40代）
・レッスン後はいつもなんだか気分爽快で心もカラダも軽いです！（38歳）
・帰宅後、カーマスートラ ヨガの話を夫にしたら爆笑されました（喜んでいたという意味です）。その日の夜は久々に盛り上がりました！（35歳）
・〝うまくなった〟と彼氏に喜ばれました！（32歳）

・カラダのラインがエロくなったと夫にいわれて照れながらもうれしかったです。アラフィフでもまだまだ現役で頑張りたい。（51歳）
・セックスの際、自分のフィット感が高まるコツを掴めるようになって、楽しくなりました。今までの感覚はなんだったのか！（48歳）
・人生、もう一度花咲かせることができそうな気持ちになってきます。（50歳）

次の章では、いよいよ〝神々の愛の営みカーマスートラ〟のポージングを、かみ砕いて解説していきます。

カーマスートラでは、性愛法の種類を8カテゴリーに区切って紹介しています。ですので、カーマスートラ ヨガでも身体的効果が期待できるポーズを8カテゴリーにわけて、実践しやすいようにアレンジし、紹介していきます。

更に、私たち日本人になじみの深い〝48手〟つまり48種類のポーズをその中からチョイスし、〝まさに神業〟といえるファンタスティックなポージングも加えましたので、パートナーのいる方はぜひ一緒に楽しんでいただければと思います。

まずはじめの実践カテゴリーは、本書のテーマでもある、「膣活」について触れます。そして、ホルモン活性編、ボディバランスを整え、ダイエットに導く体幹ダイエット編、くびれダイエット編、体力強化に重要な美脚・体力アップ編、バストケアになり背中のこりを解消してくれるポージング、リラックス効果のあるストレッチ、最後には、パートナーとの愛をさらに深める密着と柔軟のポージングをまとめました。

そして今回、一部のポージングに関して、私がネーミングをアレンジしました。ヨガのポージングの名前は「背中を伸ばすポーズ」や、「脚を大きく開くポーズ」といったように動きが名前になっていて、わかりやすいのですが、やや退屈な面もあります。今回はせっかくなのでカーマスートラ ヨガをきっかけに、インドの文化風習に少しでも触れてもらえたらと、インドに根付く文化風習に基づいてネーミングをしてみました。インドに想いを馳せながら説明していきますね。

さっそく次章をめくり、**まずは無理せず、ふたつ、3つとおもしろそうなもの、伸ばして気持ちよさそうなものからはじめてみましょう。気になる症状がある方は、その症状のポーズだけでも大丈夫です。**「あ〜気持ちいい〜！　スッキリした〜！」と思えるものを見つけるところからスタートです！

第2章

実践！
カーマスートラ
48手ヨガ

膣活編

35歳をすぎたころから、また産後に、くしゃみや放屁《ほうひ》の瞬間ドバっとオリモノや尿漏れをしてしまうという方、または尿漏れどころか、産後、切開の影響で便失禁するようになってしまったというご相談を多くお受けしています。

特に**産後は、お腹を引っ込ませることに一生懸命で、腹筋だけを頑張りすぎてしまい、そのせいでかえって腹圧がかかりやすくなり、尿漏れがひどくなったという方が多いのです。腹筋だけでなく、肛門、お尻、膣筋をしっかり締めていかなければ、筋肉のバランスを崩してしまうのです。**

最近では、産後、婦人科で膣圧検査をしてくれるところも増え、「膣圧が弱いといわれた」と、私のところへいらっしゃる方もおります。「医師が膣に指を入れて、〝では膣を締めてくださいー〟というんですが、膣を締める感覚がよくわからなくて……」とお話しされるので、おカラダを拝見するとお尻の筋肉は薄く、力を入れても弱い。また、普段の生活を伺っても、しゃがめない、和式トイレは使えない、歩いていてもすぐ疲れるといった感じです。

この方のように、「膣を締める」という感覚がわからない方は、まずは肛門をしっかり締めて、お尻全体の筋肉にギューっと力強く圧を入れることを意識してみてください。そのときに、膣を締めるイメージをします。目では見えない膣の筋トレです。

この「膣活編」は自分の膣の感覚だけに集中するトレーニングになりますので、その感覚にたどり着くまでの6つのポーズでしっかり肛門括約筋を締めて、お尻全体に力を入れ、「膣を締める」という感覚を養っていってください。

そうすることで、膣圧が上がり「性愛の際にパートナーの感覚を感じることができない」というお悩みも解消されるでしょう。

膣活は、生活上のお悩みを解決するだけでなく、パートナーとの密着度、体温の受け渡しを深めることにおいても重要になってきます。

さらには、「お尻を締めて膣を締める」ということは、〝女性のセクシーさの象徴〟であるヒップラインも美しくしてくれますし、お尻の大きな筋肉を鍛えていくということは、代謝の向上にもつながっていきますので、一石二鳥です。

1手

シヴァ神の太鼓・ダマルがポーズのモチーフ
ダマルのポーズ

膣を締めることを意識することで、膣圧アップ、下半身痩せの効果あり

★ポーズのとり方

①仰向けになり、太ももに枕（またはタオルケットを丸めたもの）を挟む。

②手で枕を支え、脚をクロスする。

③**肛門、膣を締めながら、枕を膝《ひざ》と太ももで圧をかけて**挟む。

④鼻から吸って口から吐く腹式呼吸を6回（1分）。

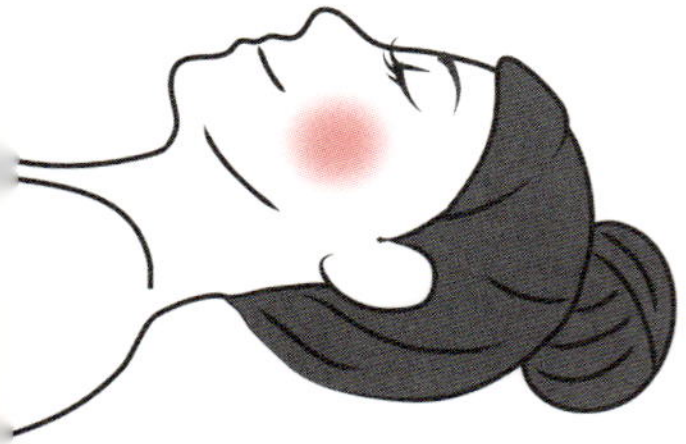

★効果・効能

膣圧アップ
尿漏れ防止
PMS改善
美脚
内股痩せ

★ポイント

しっかりお尻と肛門、膣を締めていることを意識しながらポーズ。内股をギューと寄せ合うことで普段使いにくい内股の筋肉を鍛える。下半身に効果的なポーズです。

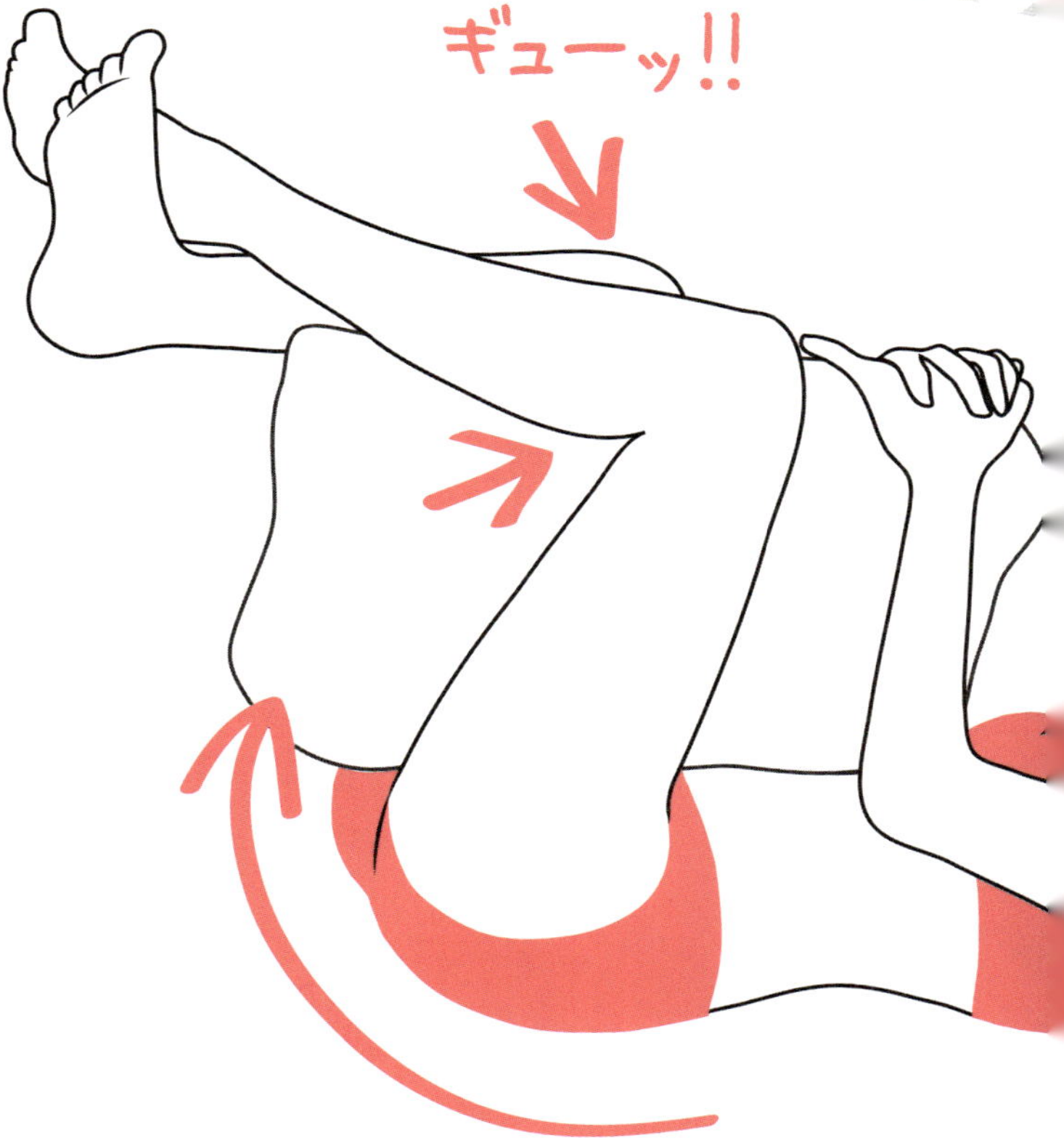

ダマルのポーズとは

ダマルとは、シヴァ神が持っているでんでん太鼓のようなものです。パートナーと行うときは、相手のカラダに、しっかり両脚で巻き付くように抱き付きましょう。

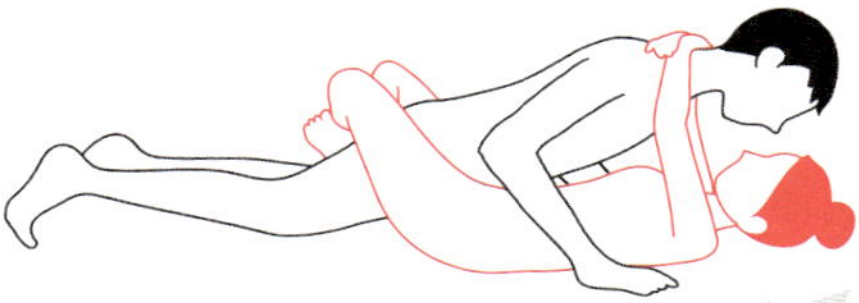

2手

弦楽器を演奏する弓がモチーフ
弓のポーズ

踵《かかと》と肩で支えることで体幹力もアップしヒップアップの効果も

★ポーズのとり方

①仰向けになり、つま先を上に向ける。

②**腹筋に力を入れ、肛門、膣を締めて**お尻を持ち上げる。

③踵《かかと》と肩で②の状態を支え、さらに**恥骨を上から引っ張られるように上へ持ち上げる。**

④③の状態をキープし、鼻から吸って口から吐く腹式呼吸を6回（1分）。

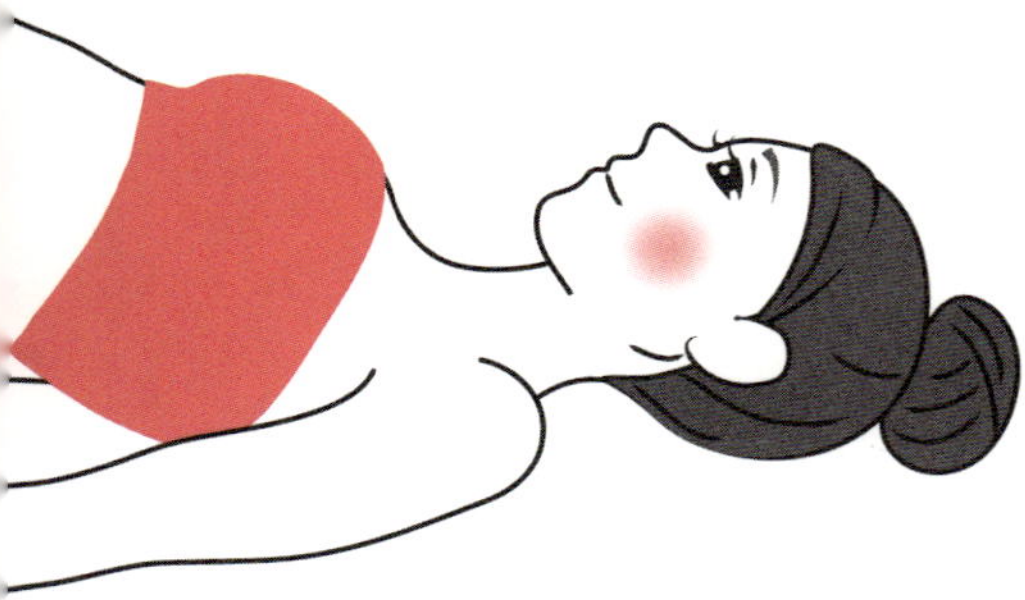

★効果・効能

- 膣圧アップ
- 美尻
- 全身引締め
- 体幹力アップ

★ポイント

膝《ひざ》は曲げず、肛門を締めてお尻全体の筋肉をしっかり使うことを意識すること。恥骨が天井に引っ張られることをイメージしましょう。

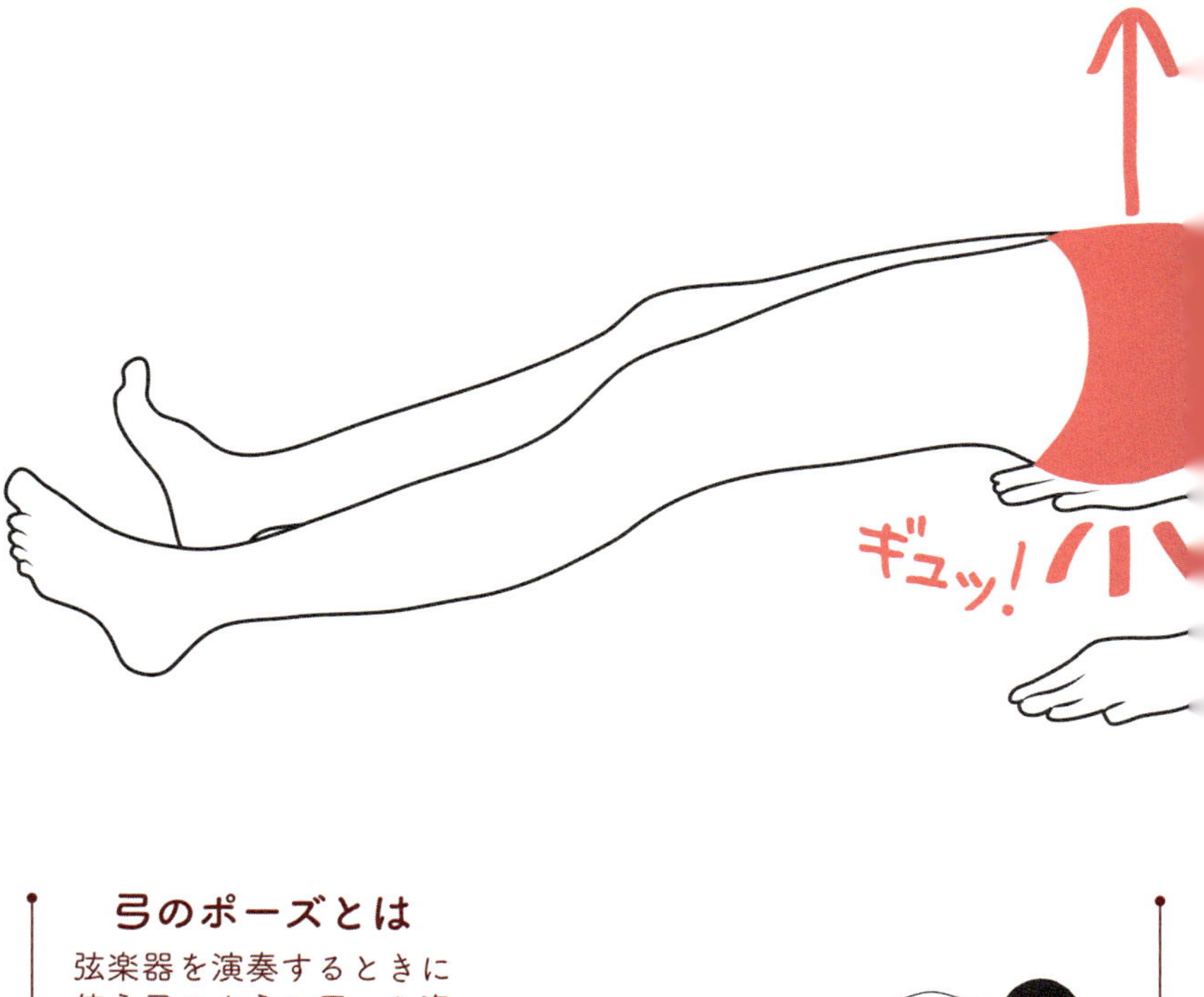

弓のポーズとは

弦楽器を演奏するときに使う弓のように反った姿をイメージしたポーズです。パートナーの脚を自分の脚でロックすることで、より深く相手を感じることができるポーズです。

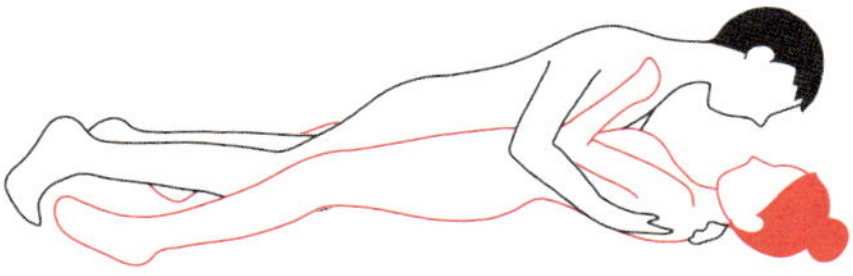

3手

刀が3本ついた密教仏具がモデル
三鈷杵《さんこしょ》のポーズ

腰を動かすことで内臓の動きが活性化
腰痛予防も期待できる

★効果・効能

膣圧アップ
腰痛予防
背中引締め
内臓の働き活性化

★ポーズのとり方

①仰向けになり、つま先をまっすぐ伸ばす。

②手を重ねてバンザイし、脇から二の腕まで伸ばす。

③鼻から息を吸いながら胸を天井へ引き上げ、お尻で床を押すよう背中を反らす。

①

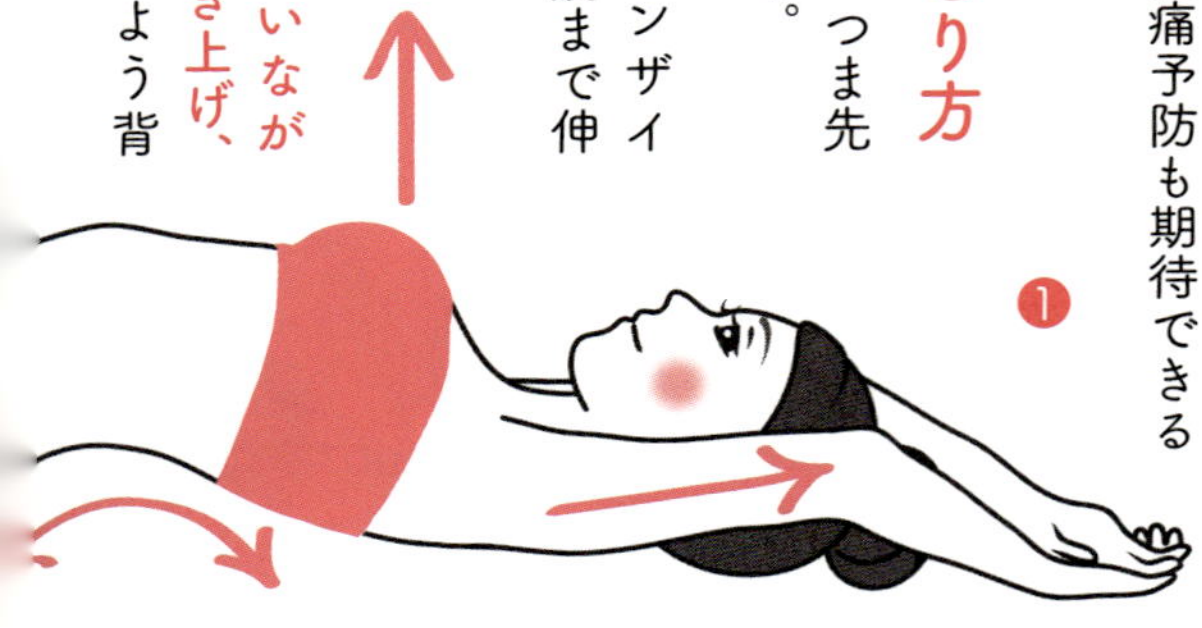

②

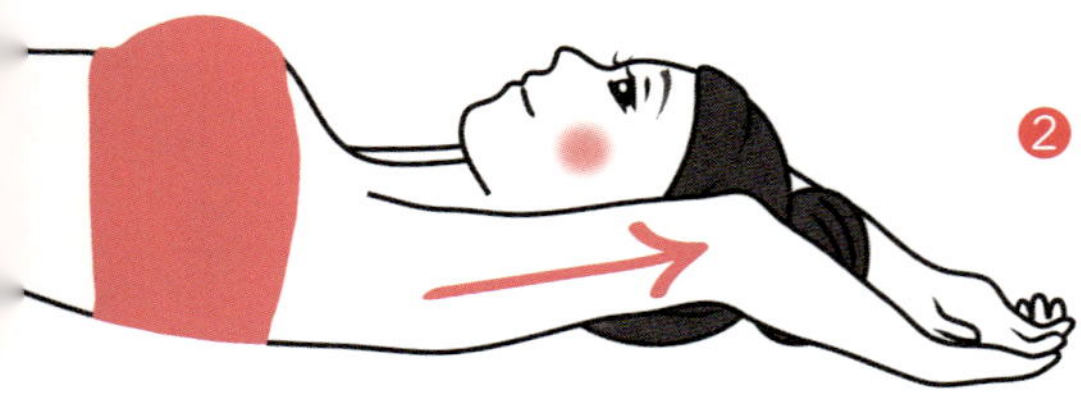

3手

④次に肛門、膣を締め、お尻全体に力を入れて、骨盤を前に出すように軽くお尻を持ち上げながら息を吐く。

⑤呼吸に合わせて③④を繰り返し6回（1分）。

★ポイント

深い呼吸でゆっくり行う。しっかり背中を反らせて、骨盤を前に向かって出す。腹筋を意識することでカラダを上に上げやすくなります。

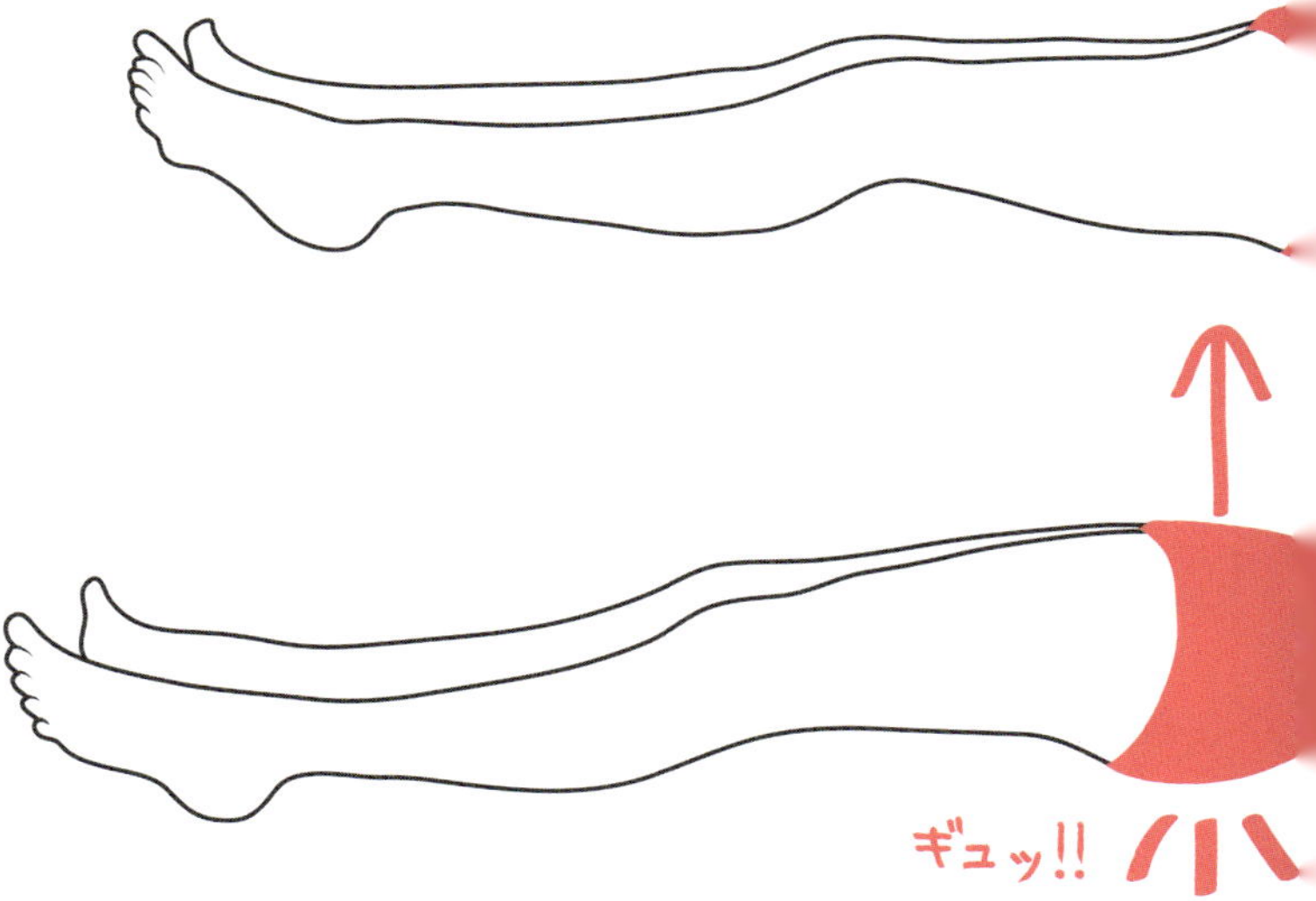

三鈷杵のポーズとは

パートナーに愛撫され、お互いの愛情を確認できるポジションです。上に伸ばした手と頭が、両端が3つに分かれている密教の仏具の三鈷杵に似ていることからできたポーズです。

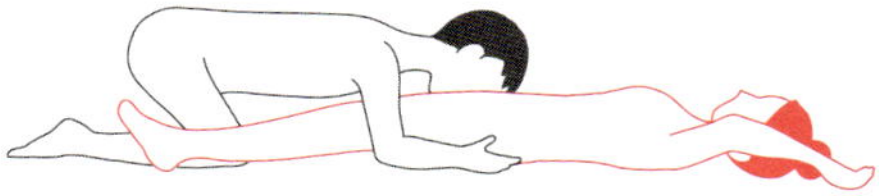

4手

首や肩は床につけたハーフブリッジ
橋のポーズ

お尻全体に力を入れるので
膣を締める感覚がつかみやすいポーズ

★効果・効能

膣圧アップ
美尻
全身引締め
浮腫み改善
尿漏れ予防

★ポーズのとり方

①仰向けになり、膝《ひざ》を立てる。

②両腕は頭の後ろで組み、二の腕は頭と平行にして、脇から二の腕を伸ばす。

③腹筋に力を入れ、肛門、膣を締めてお尻を持ち上げる。

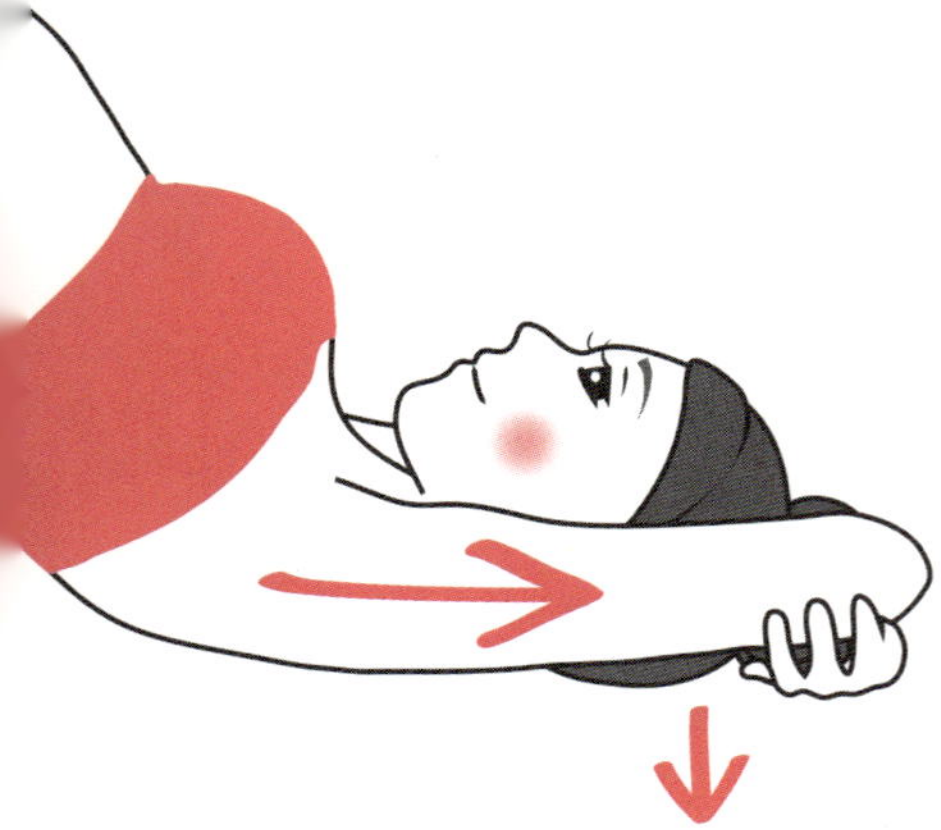

④**踵《かかと》が膝《ひざ》の下にくる**ようにし、さらに恥骨を上に持ち上げる。

⑤状態をキープし、鼻から吸って口から吐く腹式呼吸を6回（1分）。

★ポイント

膣とお尻に力を入れて恥骨が天井から引っ張られているように持ち上げる。肘《ひじ》をなるべく床へ倒すことで、肝臓の経絡を解放することを意識。

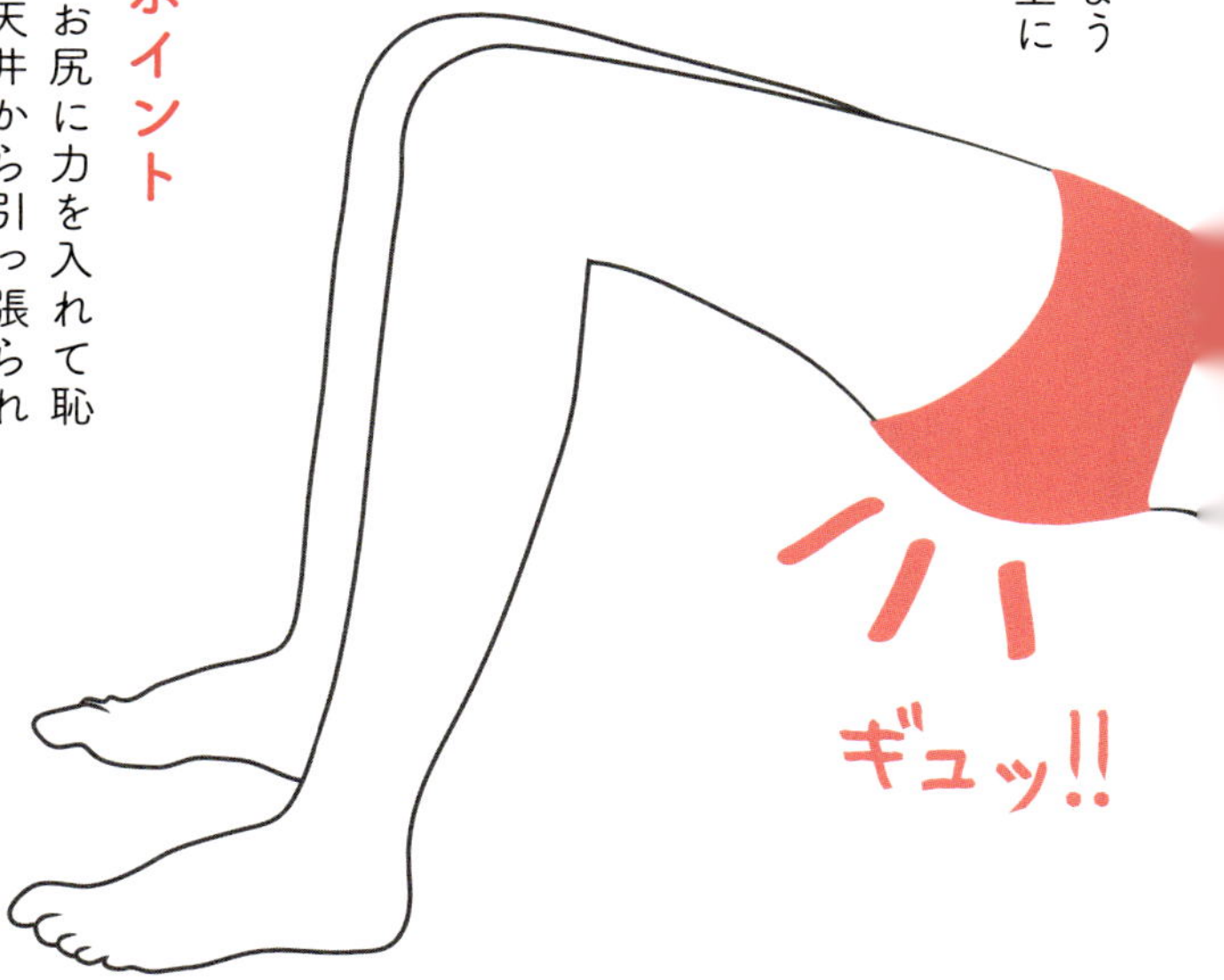

橋のポーズとは

尿漏れ予防のエクササイズとしてとても有名なポーズです。腰をしっかり持ち上げることで、パートナーへ密着し、女性がより刺激を受けやすいポーズです。

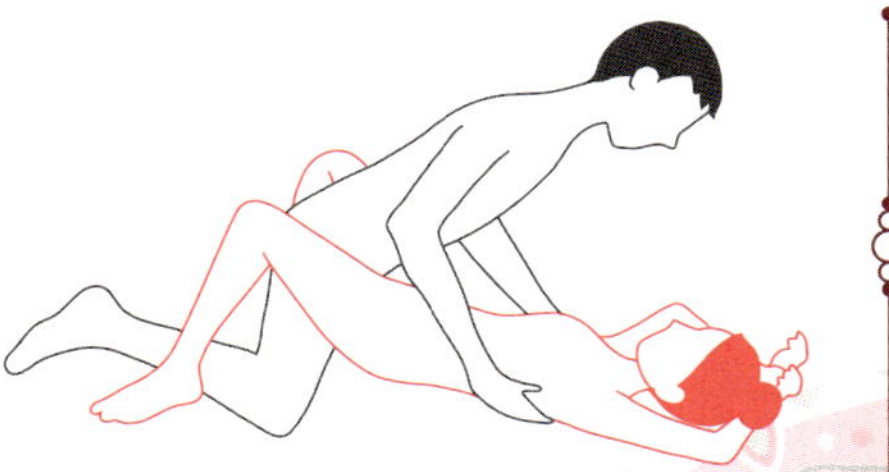

5手

脚がハサミの刀のイメージで挟み込むように
ハサミのポーズ

腰の可動域が広がり、内臓の働きを高める
肩甲骨《けんこうこつ》を大きく動かすことでカラダも温まる

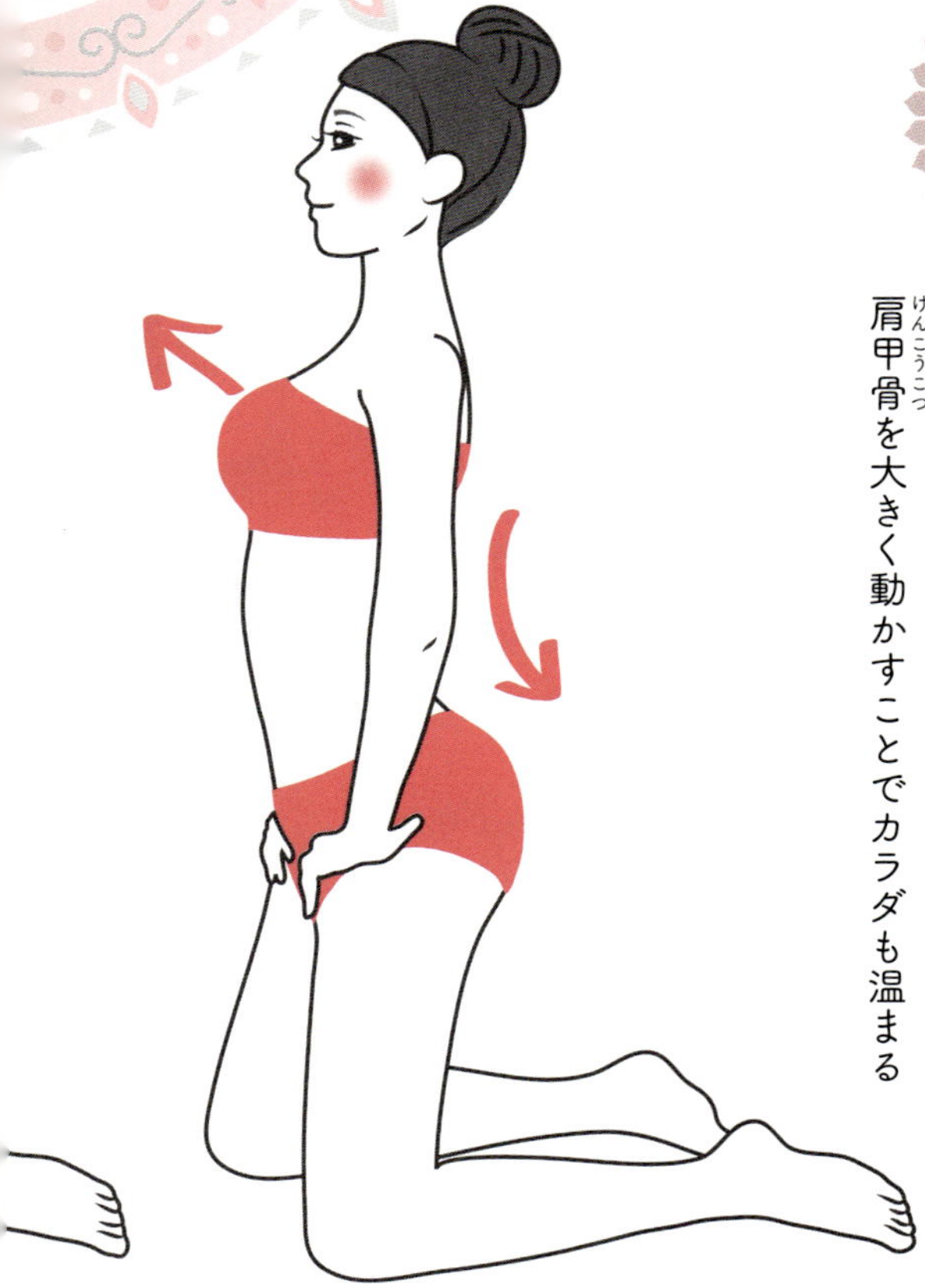

★効果・効能

- 膣圧アップ
- 美尻
- 腰痛予防
- 背中のこり解消
- 代謝アップ

★ポイント

深い呼吸でゆっくり骨盤を動かしましょう。しっかり腰と胸を反らすことで、骨盤を前後に動かすことができます

膣活は
他ポーズで
いいや。

× 腰反らせるから
腰.背中痛くなったのパス

5手

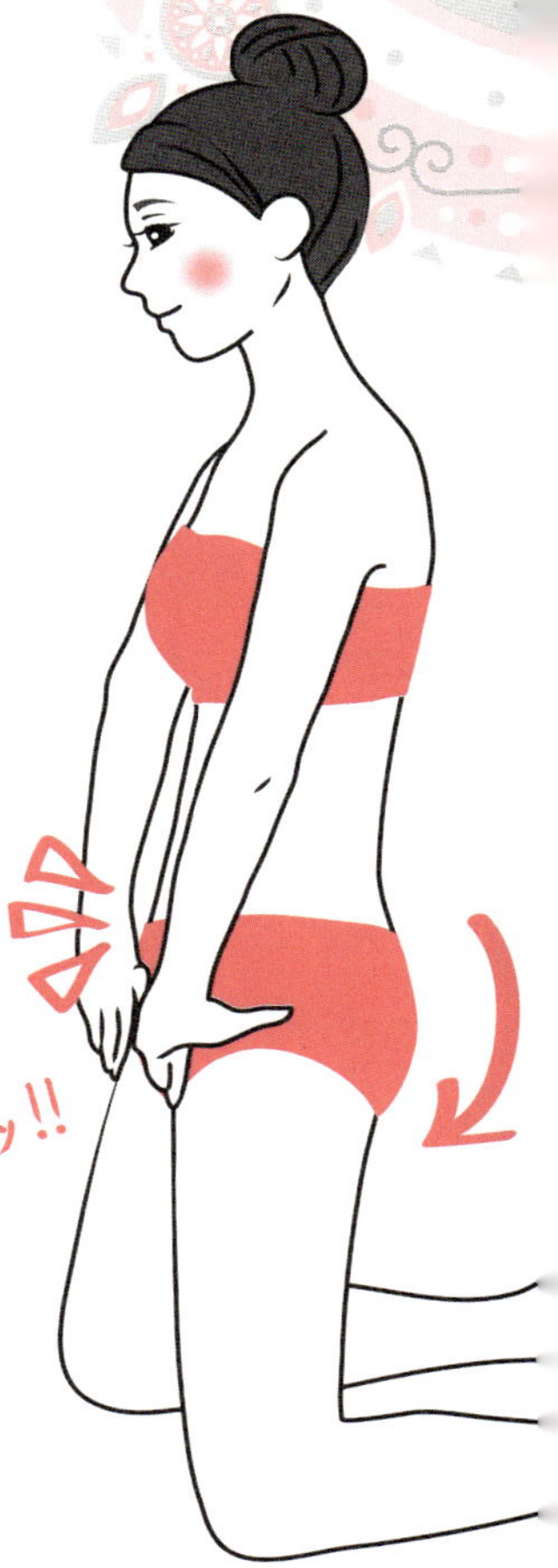

★ポーズのとり方

①肩幅に膝《ひざ》立ちになり、手は太ももの付け根に置く。

②膣と肛門を締めて、息を吸いながら腰を後ろに反らせ、胸も天井へ引き上げる。

③息を吐きながら、腹筋に力を入れ、さらに肛門、膣を締めて骨盤を前へ回し込む。

④腹式呼吸に合わせながら②③を6回（1分）。

ハサミのポーズとは

女性上位のポーズです。ハサミで挟むように、パートナーのカラダにまたがり、膣を締めることを意識しながらムーブすることで奥まで刺激を感じることができます。

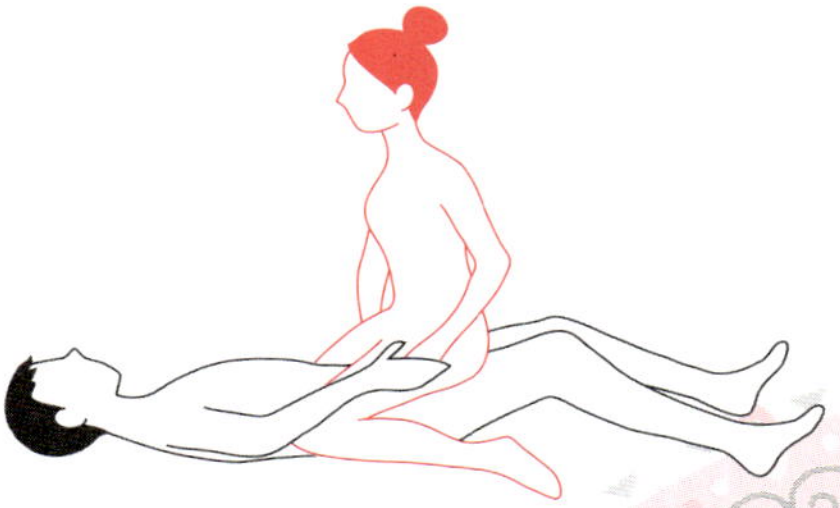

膣活
編

6手

会《え》陰《いん》にも意識を向けて集中力もアップ
火箸でつまむポーズ

自分の感覚に集中することで膣を締める感覚をつかめるポーズ

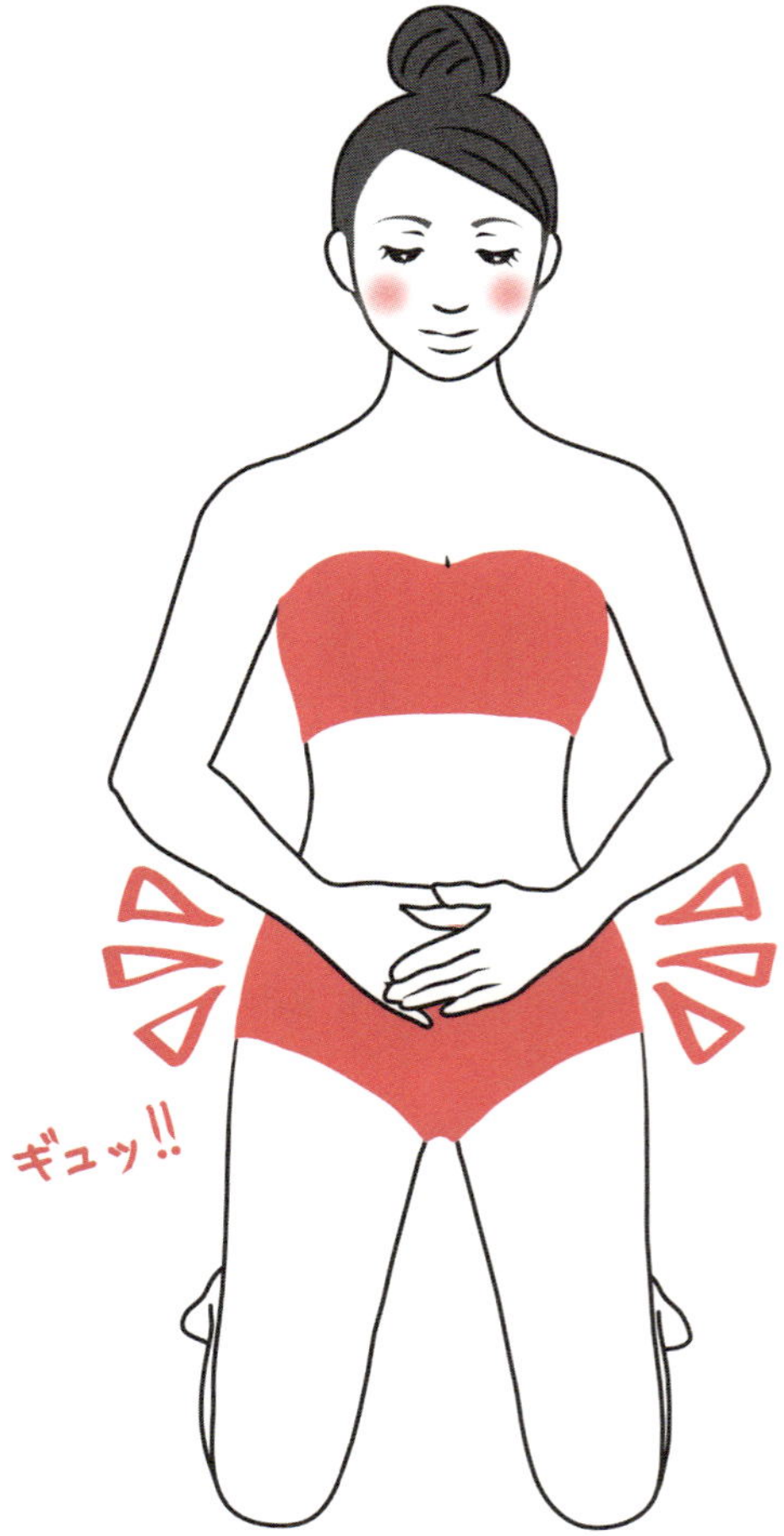

★ポーズのとり方

①肩幅に膝《ひざ》立ちになり、手は丹《たん》田《でん》（へそ下の子宮のあたり）に。

②**肛門、膣、お尻全体に力を入れる。**

③**軽く目を閉じて、膣、肛門の圧に集中**する。

④③の状態をキープし、鼻から吸って口から吐く腹式呼吸を6回（1分）。

★効果・効能

膣圧アップ

美尻

集中力アップ

腹筋力アップ

★ポイント

肛門、膣にしっかり圧がかけられているか意識してポーズをとる。腹式呼吸は吸ったときにお腹を膨らまし、吐いたときに下腹をへこませることで、腹筋も鍛えることができます。

火箸でつまむポーズとは

女性器を火箸にたとえた女性上位のポーズです。自分のカラダの感覚と向き合いながらパートナーを挟むことで、お互い刺激や、精神的なつながりが深くなります。

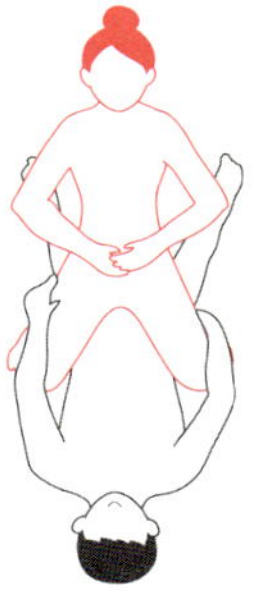

ホルモン活性編

女性ホルモンは年齢とともに減少していくので、年齢を重ねてから劇的に増やすというのは難しいのですが、私のように、ストレスが原因で減ってしまった方は、「本来の姿に戻す」という意味で、今より増やせるかもしれません。

・寝汗がひどい
・イライラや鬱々といったメンタルの不安定
・太りやすくなった
・のぼせる、または急にカラダが冷える
・肌のくすみやシミ、小じわが増えた

このような症状は、女性に限った話ではありません。働き盛りの30、40代の男性のホルモン数値が、70代よりも低かったというデータもあります。

女性も男性も、私のように、過労やストレスが要因でホルモンがうまく分泌されなくなり、体調を崩すという方はとても多いように感じられます。息をつく間もなく仕事に追われ、寝ようと横になっても仕事が脳内を巡り、ストレスから歯ぎしりやイビキが止まらず……一日の中で一度も心身をオフにできないので、ホルモンバランスを崩してしまいます。

まずは**全身の筋肉や神経の緊張をほぐすため、「ゆれ」てみましょう。これはリラックスの基本で、私の開発するジョホレッチにも必ず入れている項目です。人間のカラダは、心臓の鼓動や脈により、そもそもゆれているものです。**この章では「ゆれる」ことで緊張をほぐし、背中や腰にある「ホルモンを整え分泌を促すツボ」を刺激した後、子宮に血を巡らせる動きを組み合わせているので6つの動きを順に行いましょう。

カーマスートラ ヨガの中でも、特にホルモン分泌に効果のある、ねじる・血巡りを促すポーズですので、妊活中の方や生理痛がつらいという方にもオススメです。

各ポーズは、インド神話で人気のあるガネーシャ神やシヴァ神になぞらえてアレンジしました。以前インドへ行った際、シヴァ神誕生祭を見たのですが、シヴァ派の信者の男性は全裸でカラダを青く塗り、性器も丸出しでねり歩いていました。シヴァ神は創造の神で、日本の道祖神や子宝祈願の神の要素もあり、男性の性器も崇《あが》められるシンボルになるのです。そんなインド文化の豆知識も楽しみながらポーズにトライしてみてください。

7手

ホルモン活性編

ゆれる山のポーズ

山をイメージして静かに自分を観察

全身の緊張をほぐし、リラックスを促す

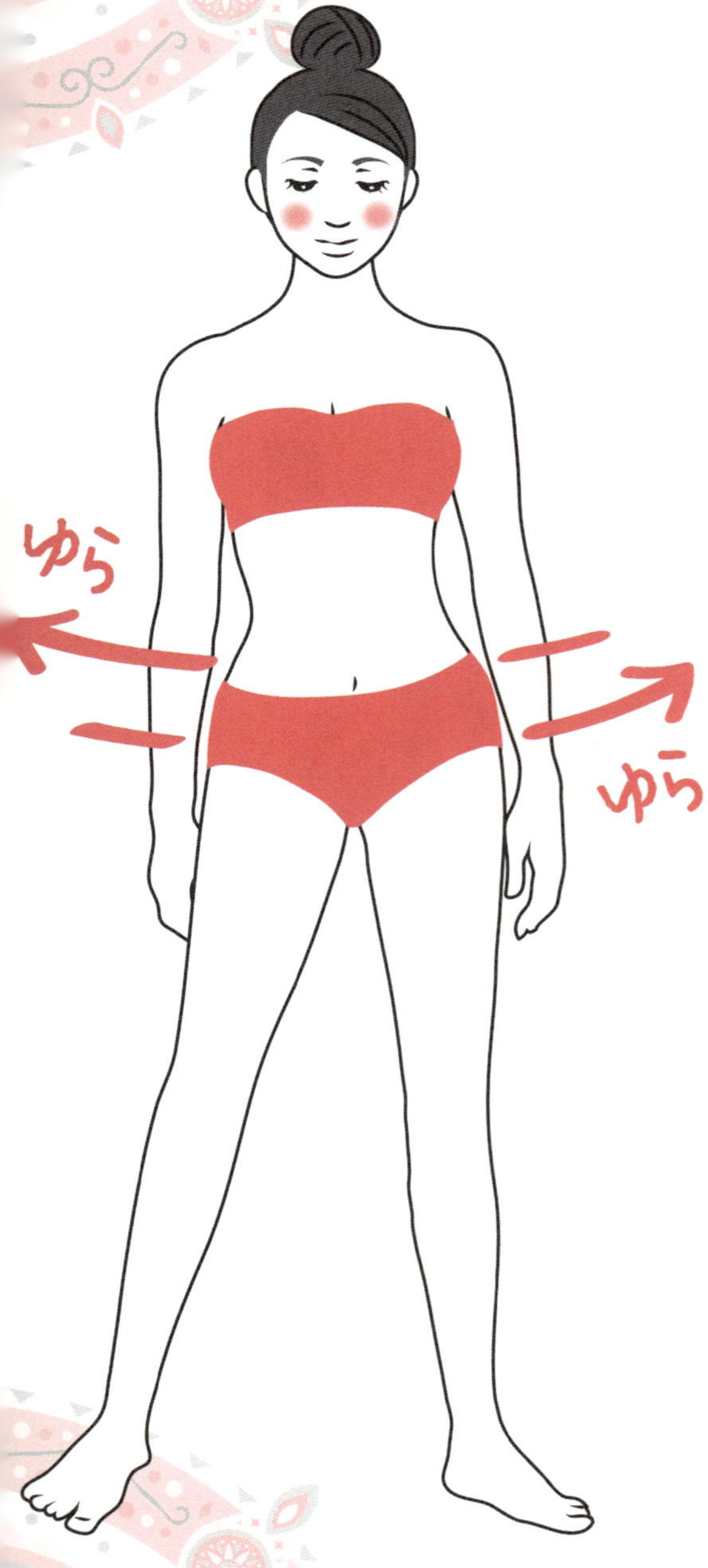

★ポーズのとり方

①肩幅に脚を広げて立ち重心は膣の真下へ。

②肩、全身の力を抜く。

③軽く目を閉じて、お尻を左右にゆっくりゆらす。

④動きに合わせて腹式呼吸をしながら1～2分間ゆれる。

★効果・効能

自律神経調整

全身のこわばり解消

リラックス

メンタル不調の改善

★ポイント

なにも考えずに、ゆっくりカラダをゆらすことで、心身をクリアにします。足をしっかり床につけ、猫背にならないように、頭が天井から引っ張られている感覚を忘れずに。

7 手

ゆれる山のポーズとは

座ったパートナーの前に立ち、愛撫を受けるポーズです。人体はそもそもゆれているものですから、“ゆれる”というのは心身のリラックス、自律神経の調整に効果的です。

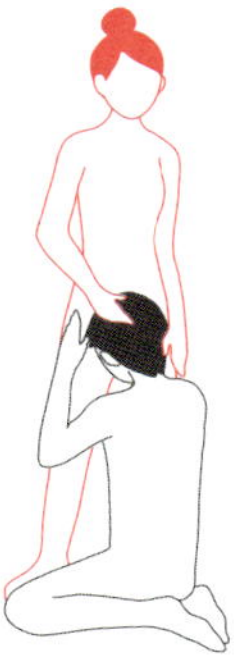

8手

くるくる回転する独楽を腰の動きで表現
独《こ》楽《ま》のポーズ

腰にあるホルモン分泌を促すツボを刺激し、腰の動きが内臓の働きを活性化

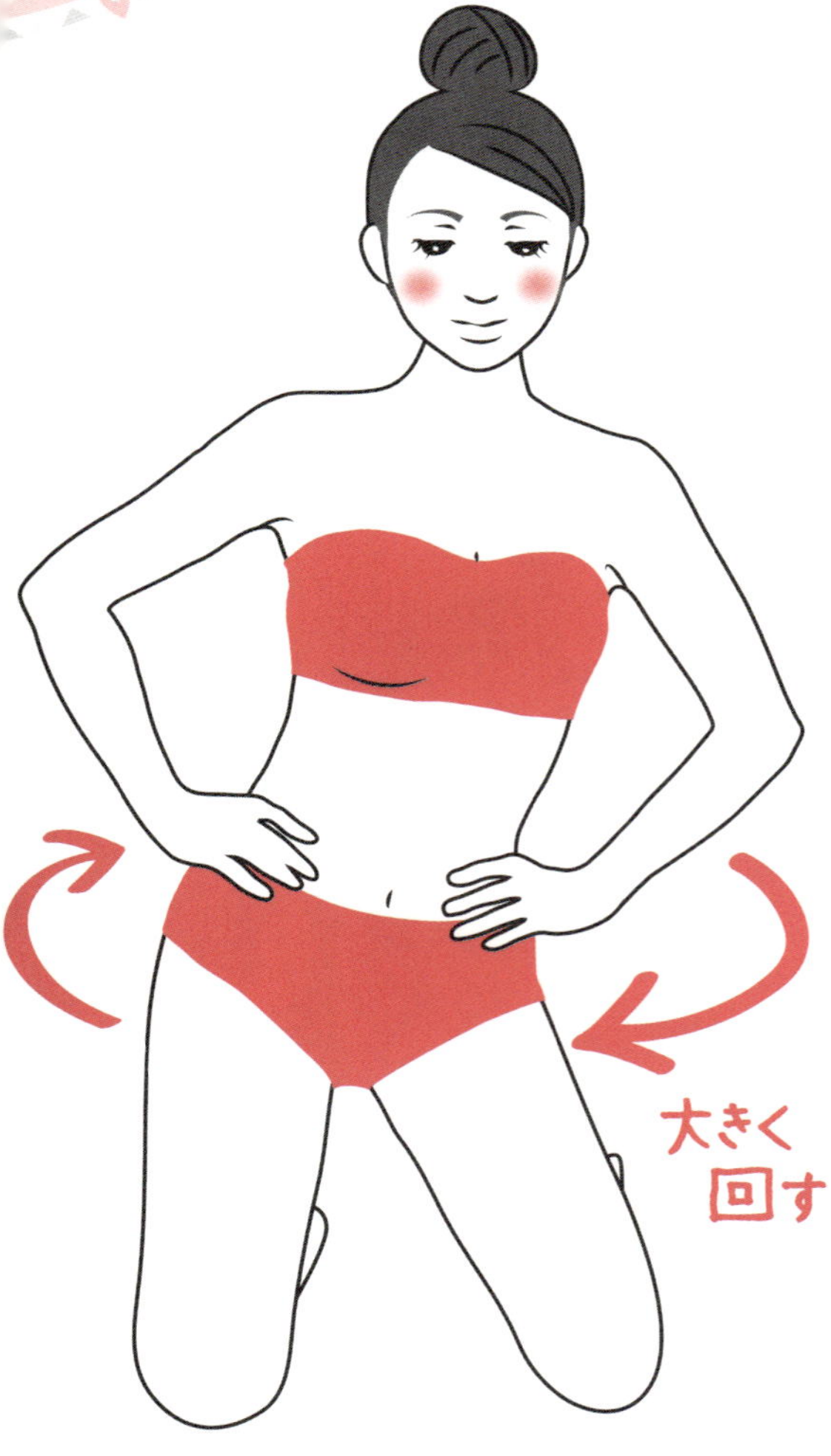

8手

★ポーズのとり方

①肩幅に膝《ひざ》立ちになり、手は腰へ。

②軽く目を閉じて、腹筋、膣、肛門を締める。

③お尻で床に大きな円を描くように、腰を回していく。

④鼻から吸って口から吐く腹式呼吸と併せて、左右1分間ずつ回す。

★効果・効能

- 血巡りアップ
- リラックス
- ボディバランス
- お腹引締め
- 腰痛予防

★ポイント

肛門と膣を締め、子宮に血が巡るようにイメージしながら、腰はなるべく大きくゆっくり回します。腰を回していると前傾姿勢になりがちなので、腹筋を意識しましょう。

独楽のポーズとは

仰向けになるパートナーにまたがり、独楽のように腰を回すポーズ。女性の動きが刺激となり、お互いに快感を得ることができるのと同時に、女性がリードできる体勢です。

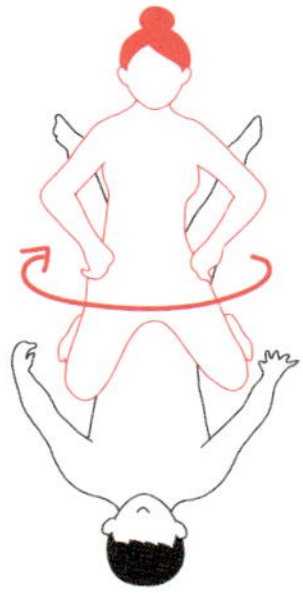

9手

象の頭の神が母から産まれる話が題材
ガネーシャを産むポーズ

リンパの流れを改善し、浮腫み防止に
冷えを予防し、血流もよくなる

★ポーズのとり方

①仰向けになり全身の力を抜く。

②右膝《ひざ》を立て、太ももを起こす。

③両手で太もも全体を包み込むようにし、手を密着させて、膝《ひざ》から股関節まで1分間ゆっくりさする。

④左も同じく繰り返す。

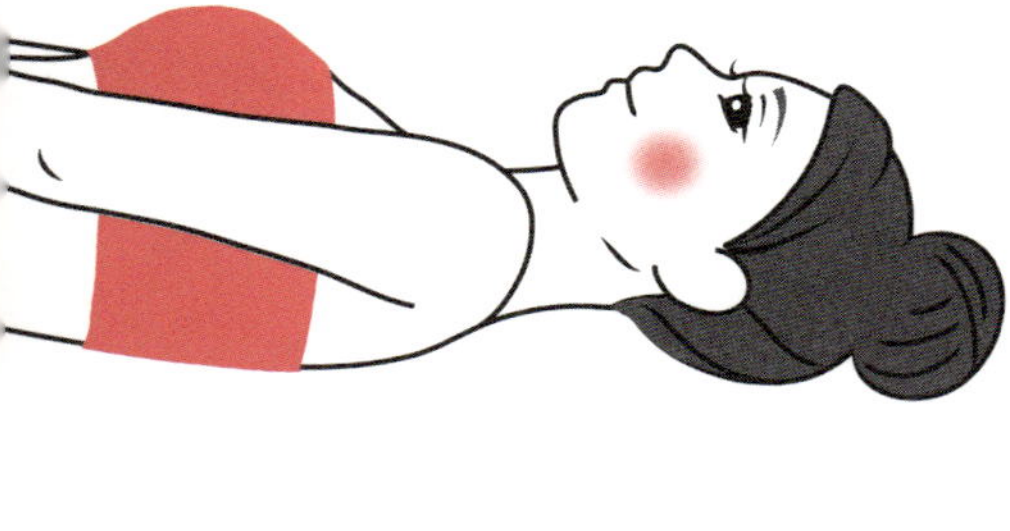

★効果・効能

- 血巡りアップ
- 下半身の浮腫み解消
- 冷え解消
- リラックス

★ポイント

脚をさするのが速くならないように気をつけましょう。太ももなど脂肪の多い部分は冷えやすいので、手をしっかり密着させて温めるようにさすることで浮腫みの改善も。

9手

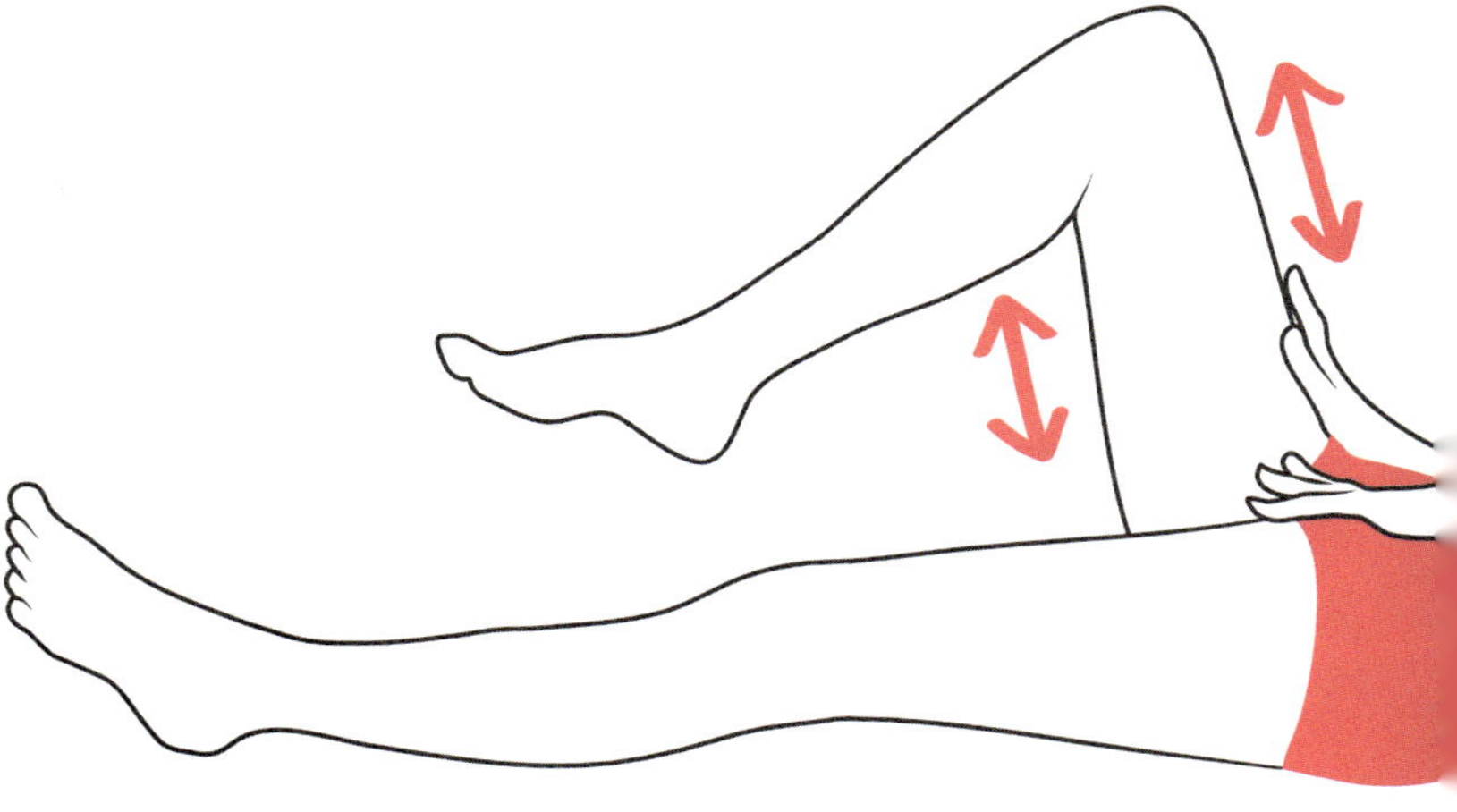

ガネーシャを産むポーズとは

学問と富の神ガネーシャは、母のパールヴァティがカラダを洗ったときに出た垢に命を吹き込み誕生しました。その際の母に見立てた、パートナーに愛撫されるポーズです。

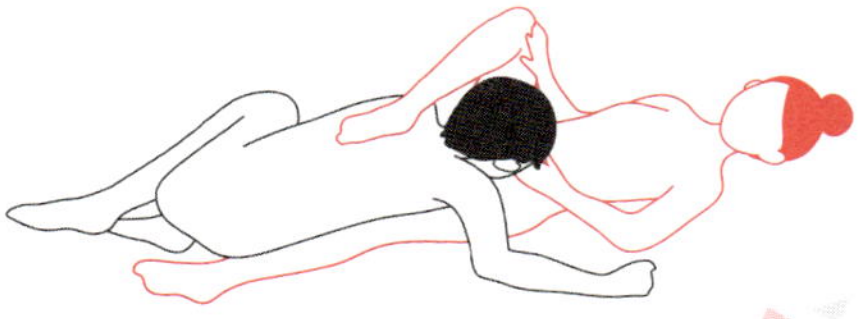

ホルモン活性編

10手

破壊と踊りの神・シヴァがモデル
踊るシヴァのポーズ

カラダをねじりホルモン分泌を促すツボを目覚めさせる

★ポーズのとり方

①仰向けになり全身の力を抜く。

②両腕は頭の後ろで組み、二の腕は頭と平行にし、脇から二の腕を伸ばす。

③右膝《ひざ》を立て、カラダをねじりながら右脚を左側へ倒す。

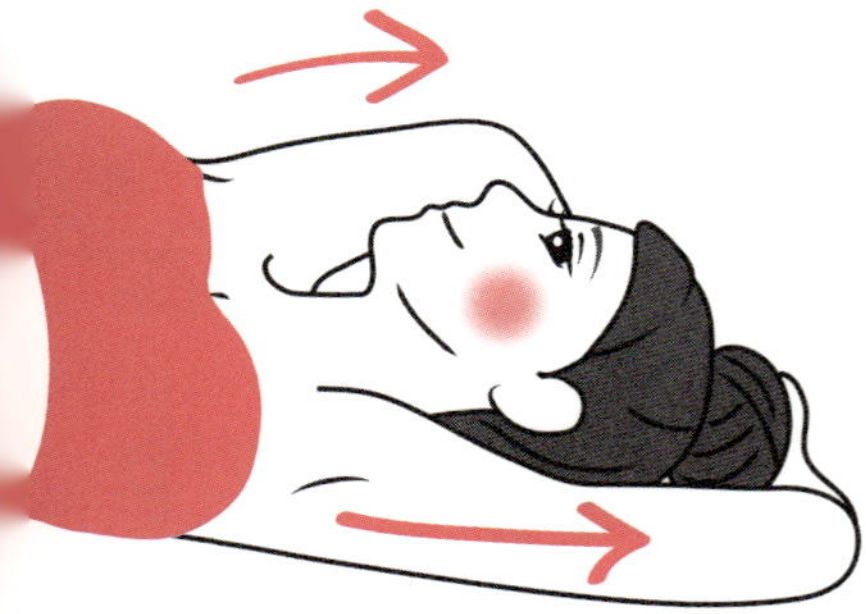

★効果・効能

ホルモン活性

血巡りアップ

ボディバランス

こり解消

腰痛予防

④状態をキープし、鼻から吸って口から吐く腹式呼吸を1分間。

④左も同じく繰り返す。

★ポイント

カラダをねじったときに上半身が浮かないようにしっかりねじること。倒している脚と反対の肩を床につけていることを意識すると、上半身が浮きにくくなります。

10
手

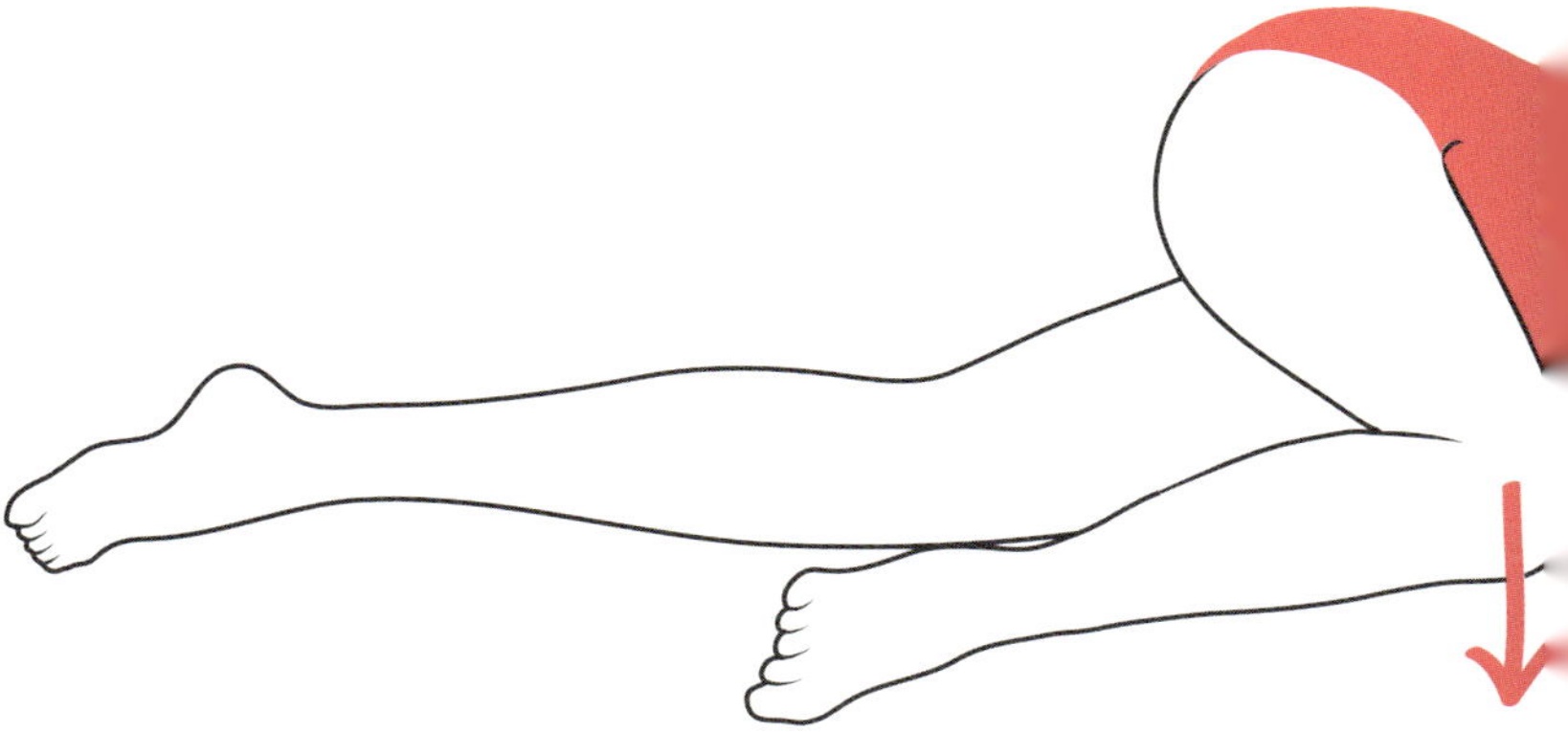

踊るシヴァのポーズとは

片脚を上げて踊るシヴァ神のポーズ。シヴァ神はガネーシャの父でもあり、創造、破壊、再生、芸術、ヨガの神といわれています。パートナーから舌で刺激を受けやすい体勢です。

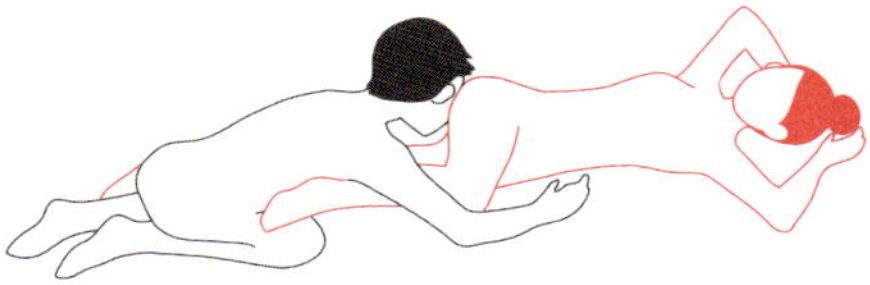

11手

蟹のように脚のつけ根から動かす
歩く蟹のポーズ

動かしにくい股関節を回し子宮周りの血流をよくする

★ポーズのとり方

①仰向けになり両膝《ひざ》を立てる。

②手は丹田に置き、腹筋に力を入れる。

③腹筋、肛門、膣を締めて、両膝《ひざ》を揃えて胸へ近づける。

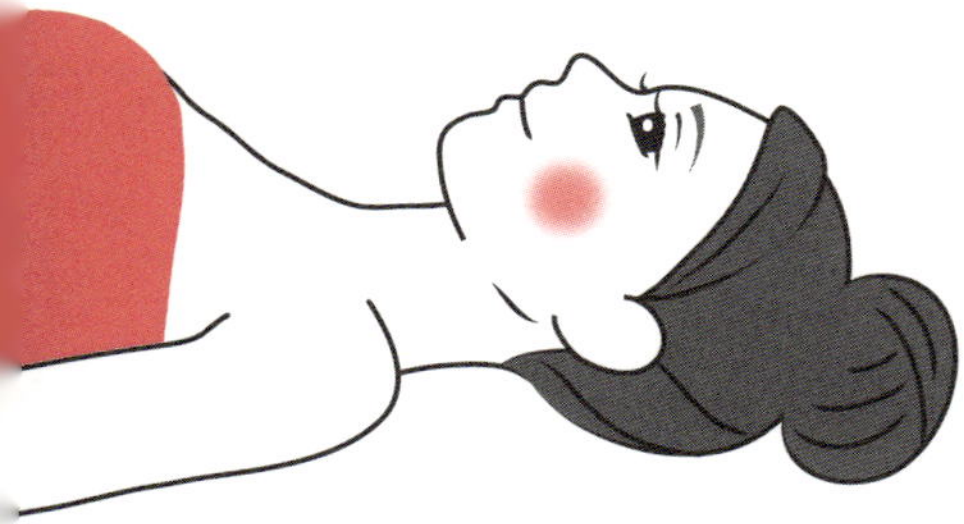

★効果・効能

血巡りアップ

ホルモン活性

体幹強化

★ポイント

膝《ひざ》を胸のほうに引き上げるときは、腹筋で脚を持ち上げることを意識すると腹筋も鍛えられます。股関節を左右にしっかり広げることで、股関節の可動域を広げましょう。

④そのまま両膝《ひざ》、股関節を開いて外側へ回し、脚が伸びたら、また膝《ひざ》を揃えて胸のほうに引き上げる、を繰り返し脚を回す。

⑤1回4秒くらいの速さで回し、呼吸を止めないように1分間繰り返す。

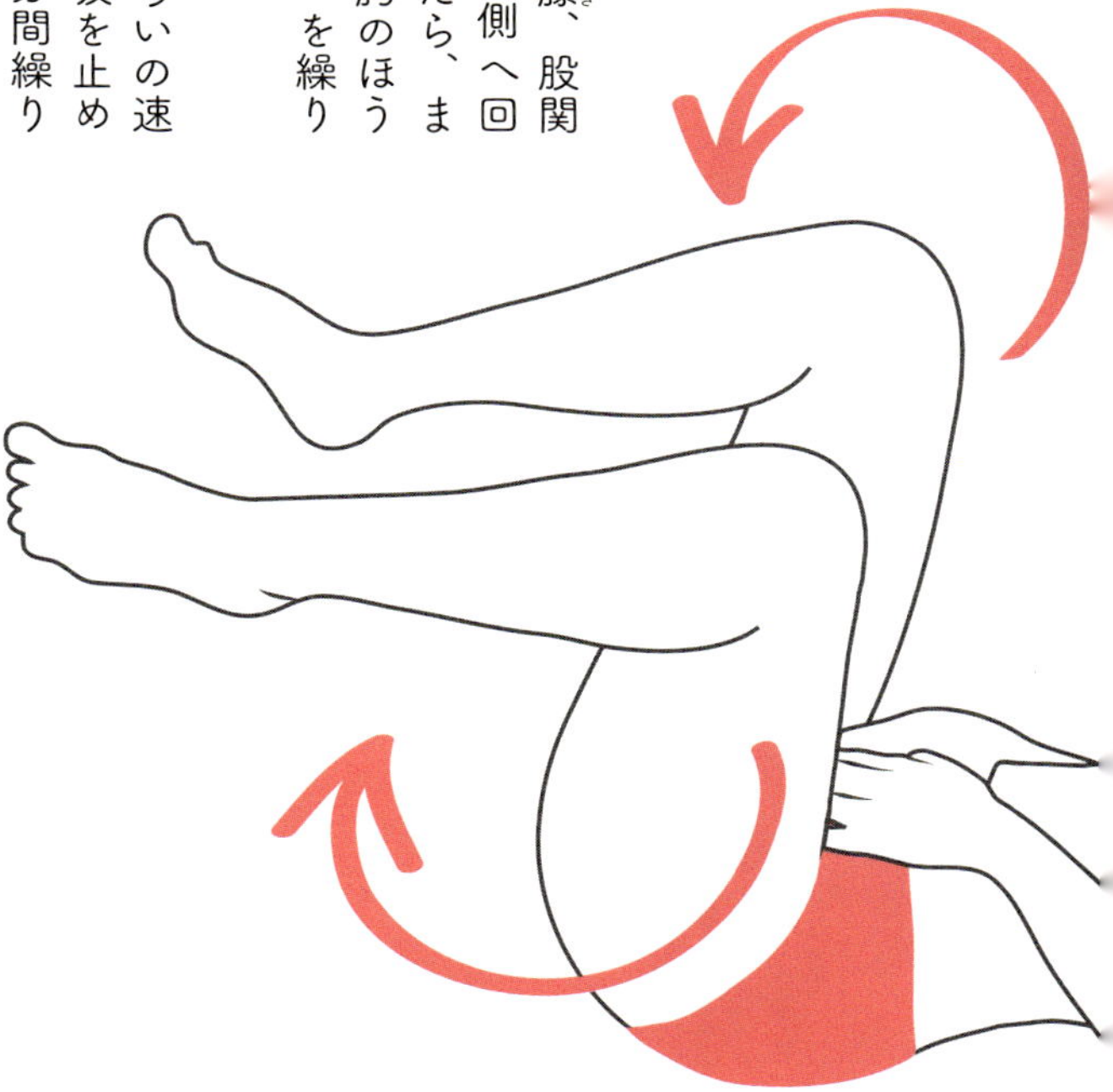

歩く蟹のポーズとは

女性を蟹になぞらえたポーズに、“動く”を加えました。仰向けの女性にパートナーが押しつけてくるポーズなのでしっかりと開脚することが必要になります。

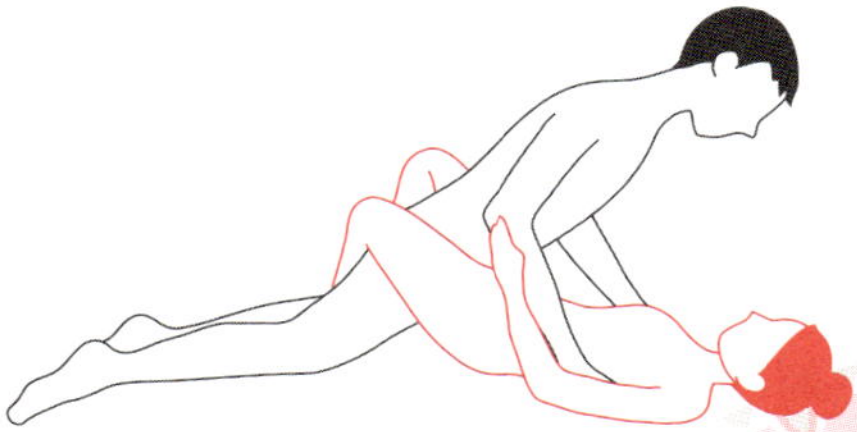

12手

横に開いた脚は蟹の爪を想起させる

蟹のポーズ

股関節の動きで血流改善し全身のリラックスにも効果的

★ポーズのとり方

①仰向けになり両膝《ひざ》を立てる。

②腹筋、肛門、膣を締めながら両膝《ひざ》を揃えて胸へ近づける。

③両手で両膝《ひざ》を抱えて、両膝《ひざ》をさらに胸の方に寄せ、軽く股関節を開く。

④状態をキープし、鼻から吸って口から吐く腹式呼吸を6回（1分）。

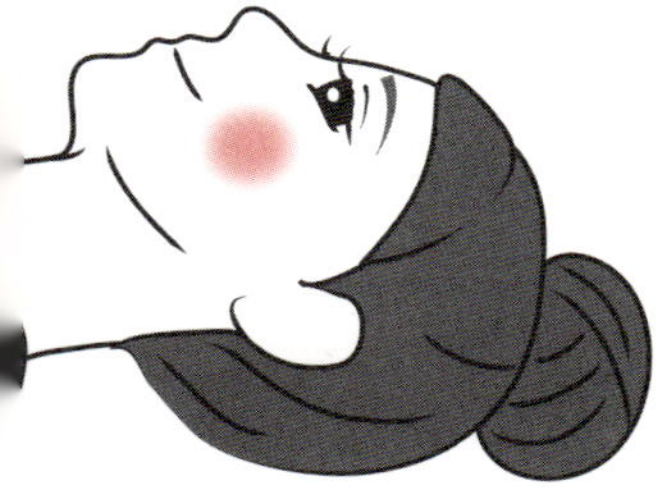

★効果・効能

血巡りアップ

腹筋強化

リラックス

★ポイント

なるべく両膝《ひざ》は胸へ近づけるようにすること。この動きにより鼠蹊《そけい》部も同時に圧迫され、脚を解放したときに圧迫で止まっていた血液やリンパが流れて下半身がスッキリ！

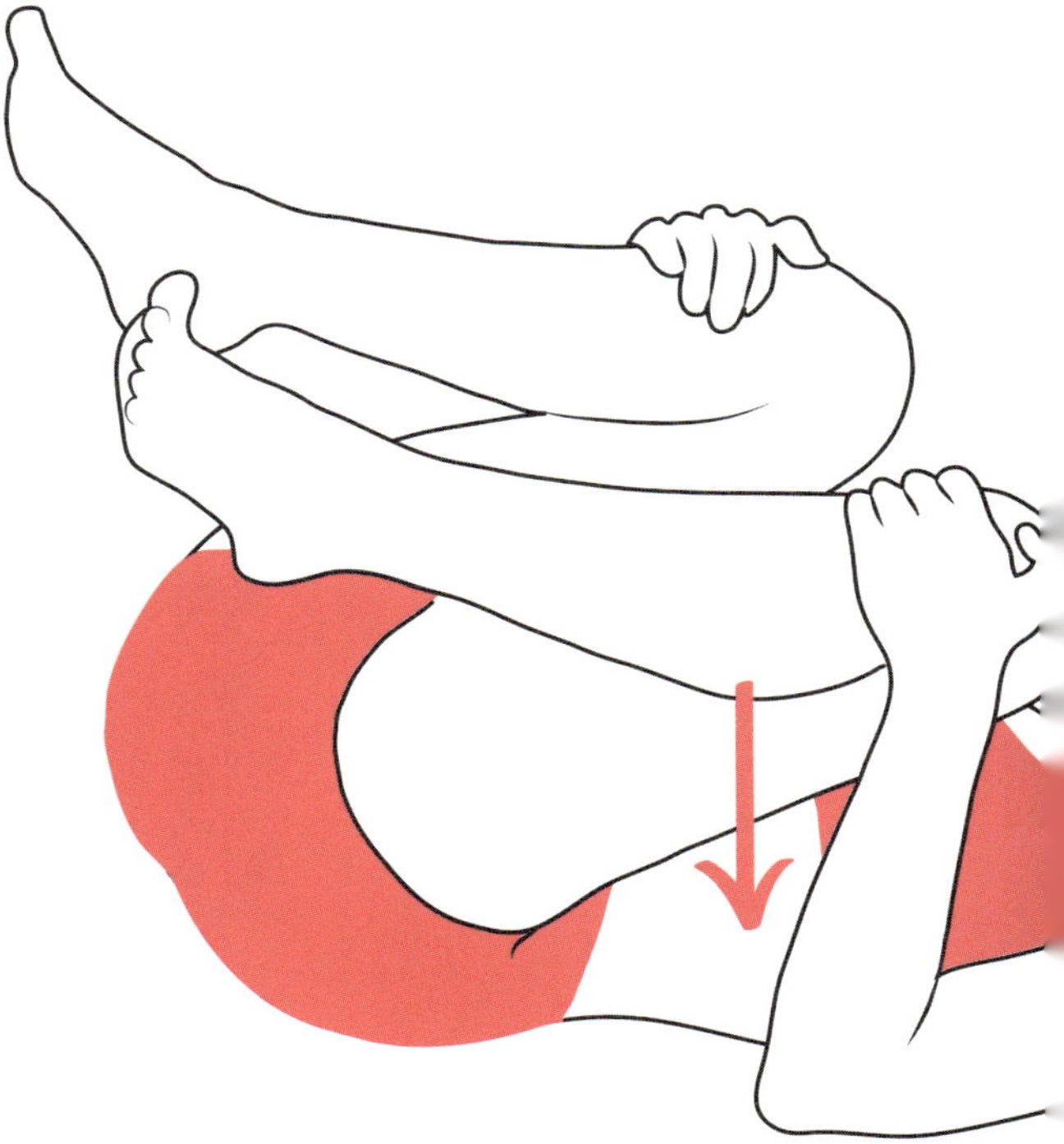

蟹のポーズとは

女性は蟹の爪のように、両膝《ひざ》を曲げて胸にしっかりつけることによって、パートナーに締めつけの刺激を加えるポーズです。同時にふたりの密着度も高まります。

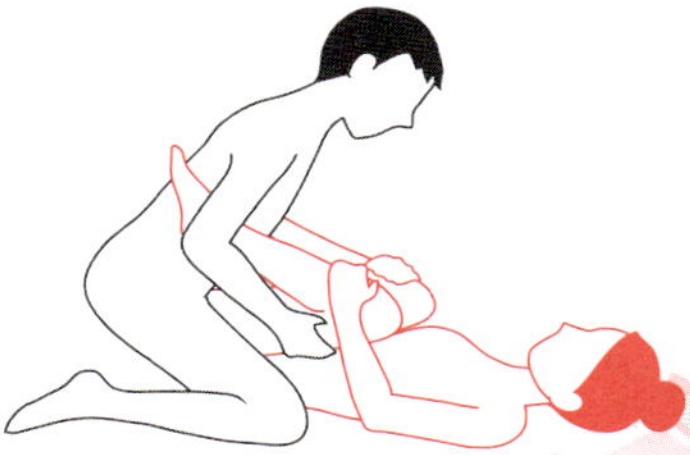

体幹ダイエット編

・メタボ腹
・巻き肩で猫背
・背中、首がいつもこっている
・つまずきやすい、転びやすい
・ぎっくり腰を繰り返す
・ボディバランスが悪い
・便秘

これらの症状が当てはまる人は、体幹の筋力が落ちています。そのため重心のコントロールがうまくいかなくなり、わずかな段差でもつまずいたり、重心が左右どちらかに傾き、ボディバランスに差が出て肩こりや腰痛の原因になったりするのです。

日ごろの運動不足と、筋力・反射神経の低下などが原因と考えられますが、とにかくカラダの要《かなめ》である体幹力がないと、生活に支障が出てくるようになるのです。

普段の私のレッスンでも体幹運動や体幹を鍛えるポージングは必ず入れている項目なのですが、横になって、脚を高く上げて長い時間キープできずにプルプルしてしまう方や、股関節は柔らかいのに、体幹が弱くて脚を支えられずに股関節の可動域が狭くなってしまい、「股関節がかたい」と勘違いされている方などが多く見受けられます。

筋力があるヨガ講師や、バスケットボールやバレーボールのプレイヤーもレッスンにいらっしゃっていますが、そういった方々でも、背筋と腹筋のバランスが悪いとぎっくり腰になりやすく、腹筋の弱い方はメタボ腹や腹圧の低下から便秘症になりやすい傾向にあります。

体幹はカラダを整えるだけでなく、実はおしゃれにも重要です。ハイヒールを履くと猫背になる、歩き方がぎこちなくなる、靴擦れを起こすという方は、体幹が弱いためぐらつき、それらが起きてしまうのです。まずは体幹を鍛えてください。おしゃれをするにも体幹は重要です。きれいなドレスを着ていても、猫背で立ち姿が美しくなければ台無しです。

体幹は、胴体の筋肉すべてです。手足を支えている筋肉だけでなく、普段の姿勢を保つのもこの体幹です。将来、カラダの機能を低下させないためにも、日ごろからしっかり体幹を鍛えていきましょう。

13手

V字の脚が花開く優雅な動きがモチーフ

花弁が開くポーズ

伸ばした脚を腹筋で支え、全身引締め
体幹の力もアップさせる

★効果・効能

- 体幹力アップ
- 腹筋強化
- 便秘予防
- 美脚
- 血巡りアップ

★ポーズのとり方

①仰向けになり、手はへその下の丹田に置く。

②腹筋、肛門、膣を意識して両脚をまっすぐ天井へ伸ばす。

③V字に股関節を開く。

④状態をキープし、鼻から吸って口から吐く腹式呼吸を6回（1分）。

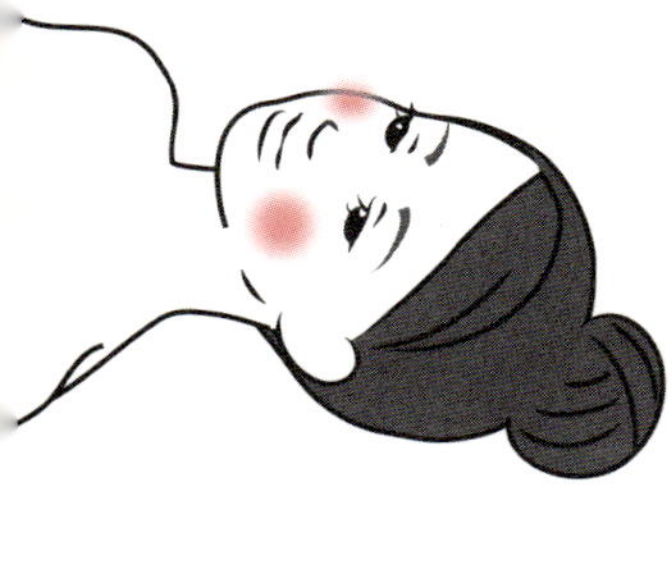

★ポイント

膝《ひざ》をしっかり伸ばし、腹筋に意識を向けること。開いた脚は付け根からぐっと天井に向かって上がっているイメージで伸ばしましょう。苦しいと呼吸を忘れるので要注意。

13手

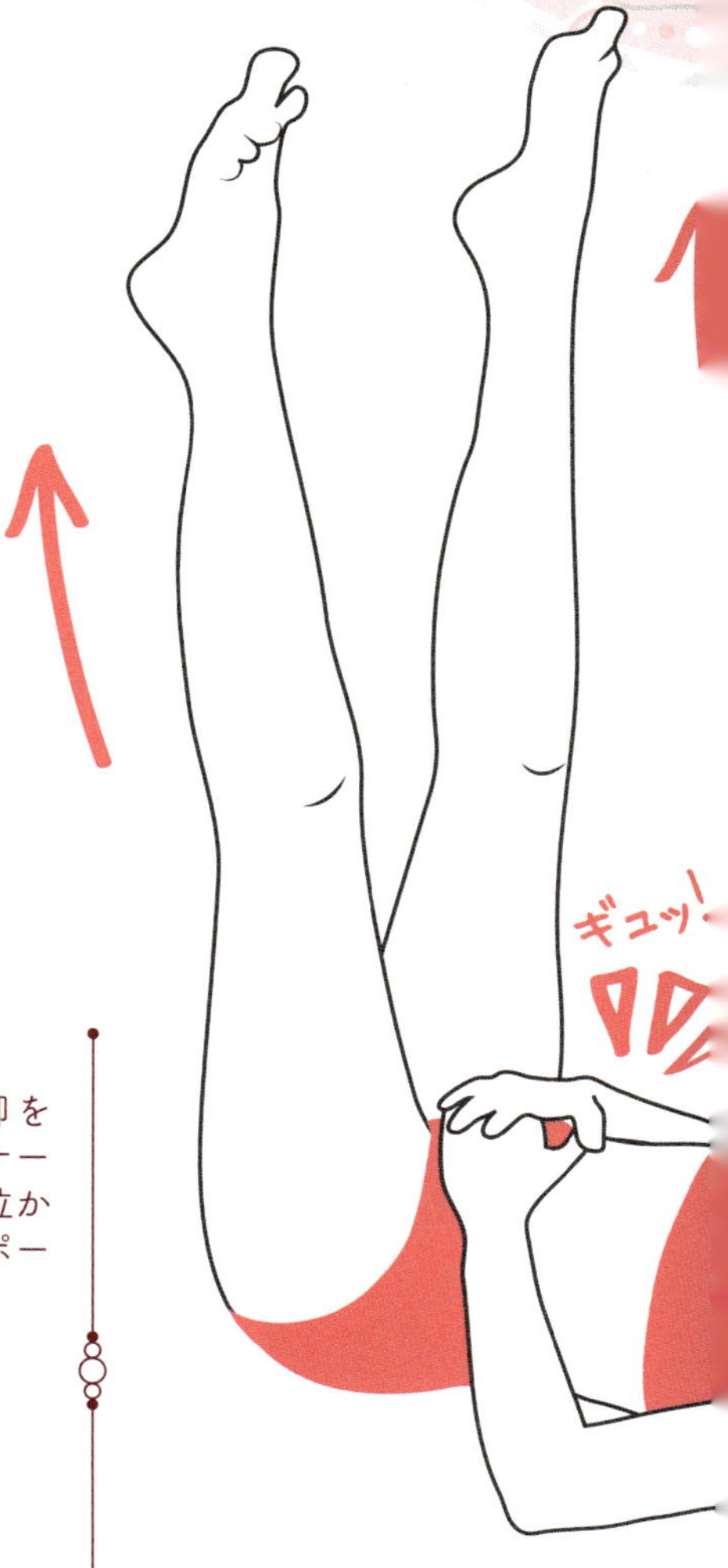

花弁が開くポーズとは

女性は花弁が開くように両脚をしっかり伸ばして開き、パートナーを受け入れるポーズです。正常位から感情の高まりで、自然とこのポーズになる人も多いでしょう。

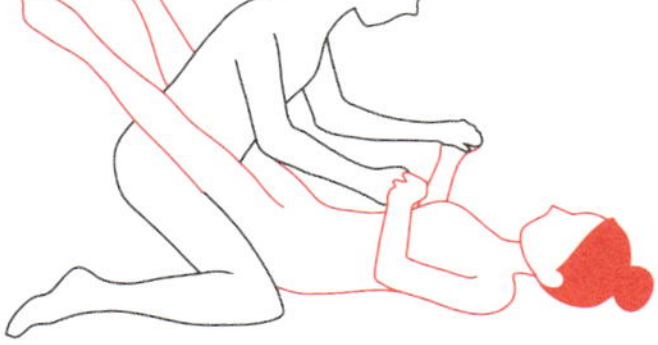

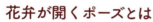

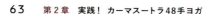

14手

空に放たれる弓をイメージ
上向き弓矢のポーズ

伸ばした脚を腹筋で支え、体幹を強化させる

★効果・効能

体幹強化
腹筋強化
便秘予防
美脚
血巡りアップ

★ポイント

片脚をしっかり胸に寄せ、もう片脚はしっかり前に伸ばすこと。伸ばした脚は床上45度をキープすることで、下腹部引締めの効果が高まる。後頭部や背中は床につけておく。

★ポーズのとり方

①仰向けになり左膝《ひざ》を立てる。

②腹筋、肛門、膣を締めながら左膝《ひざ》を胸へ近づけ、両手で抱える。

③右脚はしっかり伸ばし、床から斜め45度くらいのところでキープ。

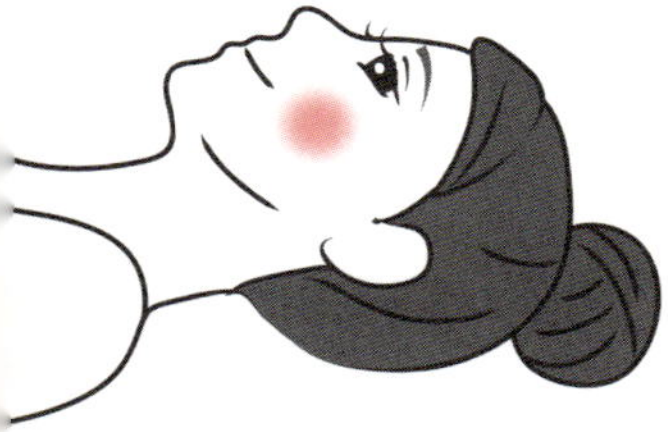

④③のまま鼻から吸って口から吐く腹式呼吸を6回（1分）。
⑤逆も同じく繰り返す。

14手

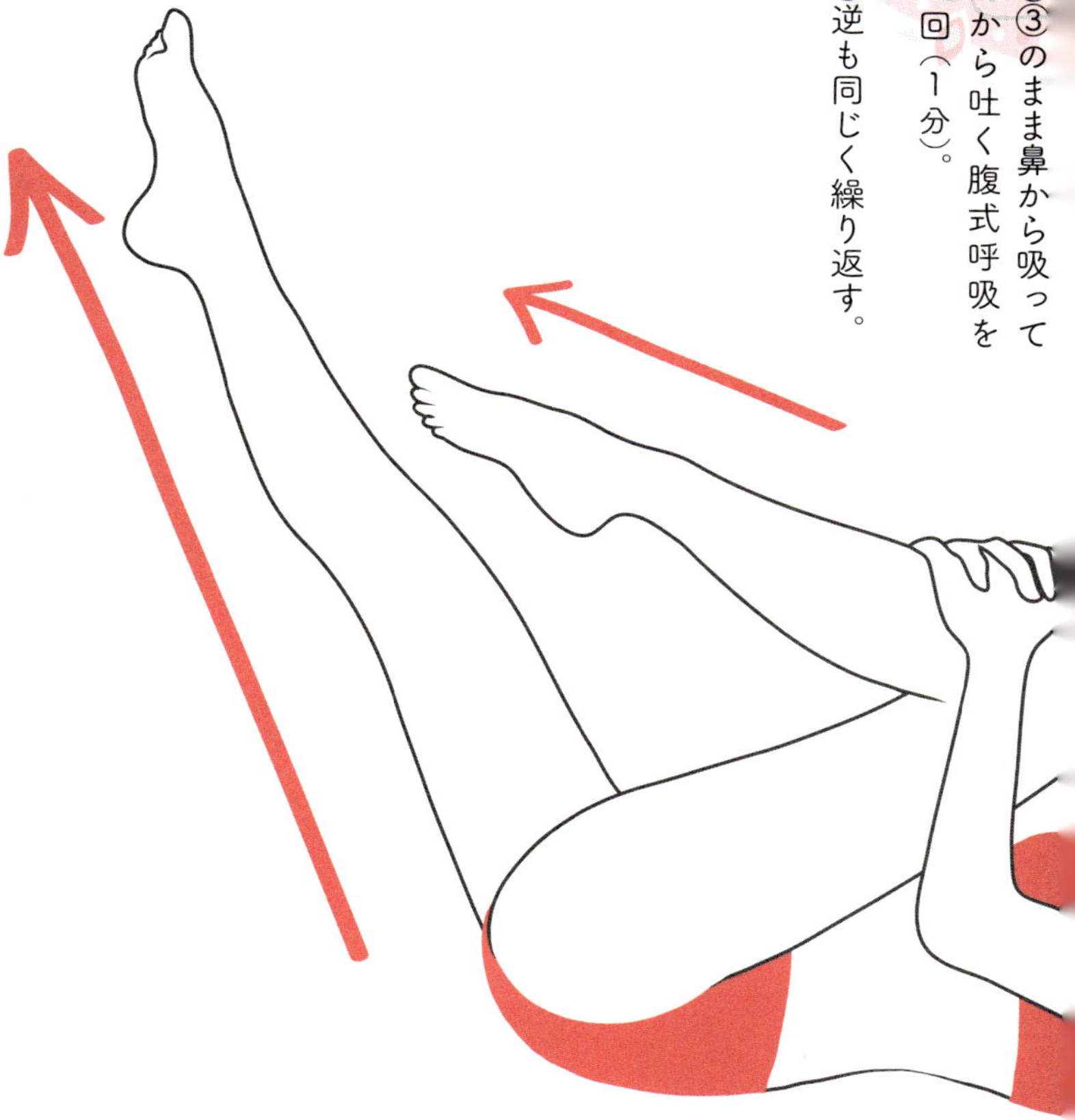

上向き弓矢のポーズとは

曲げた脚のほうの足の裏はパートナーの胸へ置き、片脚ずつ圧迫されるポーズです。脚が入れ替わるたびに、違った快感を味わうことができる体位となります。

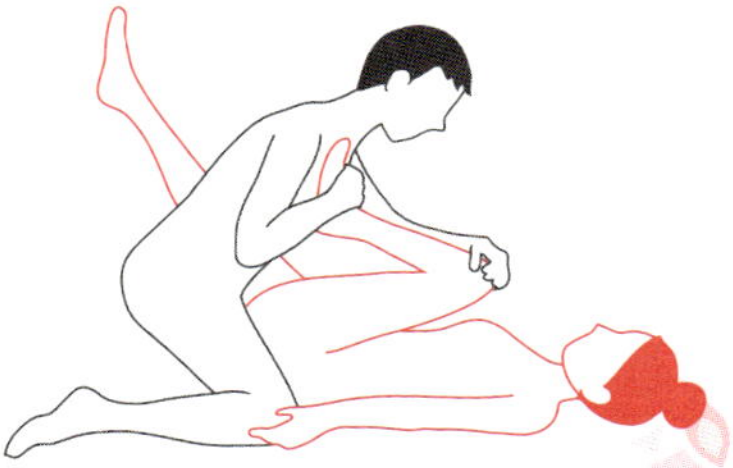

体幹ダイエット編

15手

胸に寄せた脚は的を狙う弓矢のよう

弓矢のポーズ

腹筋が鍛えられ排便がスムーズに
全身の筋肉を使うので引き締め効果大

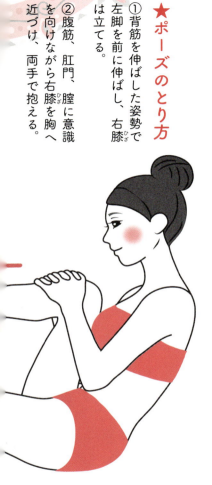

★効果・効能

- 体幹強化
- 腹筋強化
- 便秘予防
- 美脚
- 血巡りアップ

★ポーズのとり方

①背筋を伸ばした姿勢で左脚を前に伸ばし、右膝《ひざ》は立てる。

②腹筋、肛門、膣に意識を向けながら右膝《ひざ》を胸へ近づけ、両手で抱える。

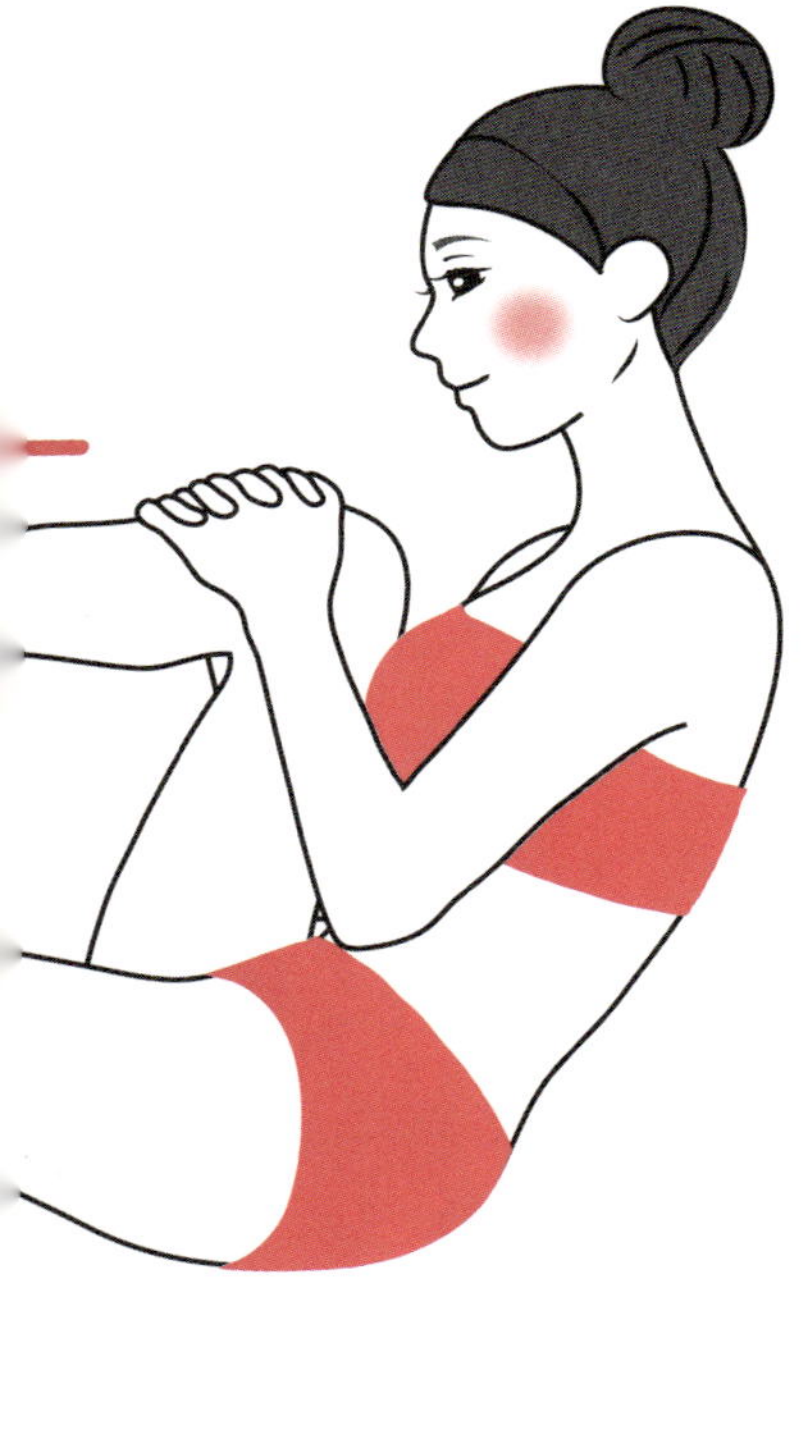

③左脚はしっかり伸ばし、床から10センチくらい上のところでキープ。

④③の状態のまま、鼻から吸って口から吐く腹式呼吸を6回（1分）。

⑤逆も同じく繰り返す。

★ポイント

腹筋をしっかり使うポーズなので、腰痛のある方は無理をせず、特に腹筋に力を入れながら行いましょう。背中が丸まると腹筋力が半減するので、腰から背中はまっすぐに！

15手

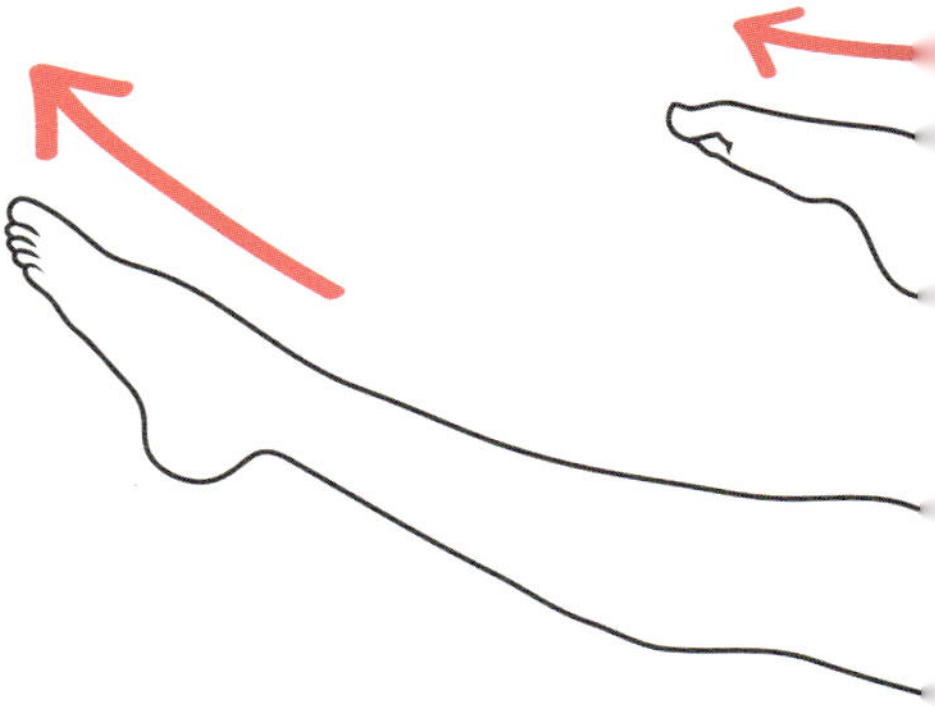

弓矢のポーズとは

ヨガの弓矢を引くポーズに似ています。パートナーと向き合う体位でカーマスートラに度々登場する有名なポーズです。腕をパートナーの首に掛けると楽に姿勢がとれます。

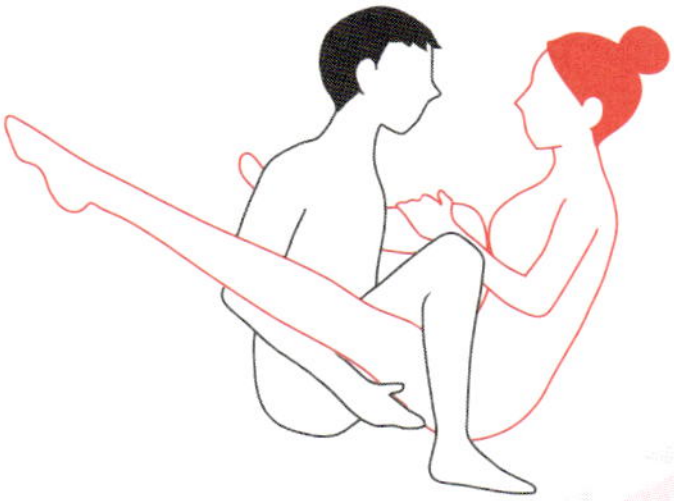

体幹ダイエット編

16手

花開く前の密やかな美しさを表す
蕾《つぼみ》のポーズ

お腹と股関節の筋肉を強化し、全身のバランス感覚も養う

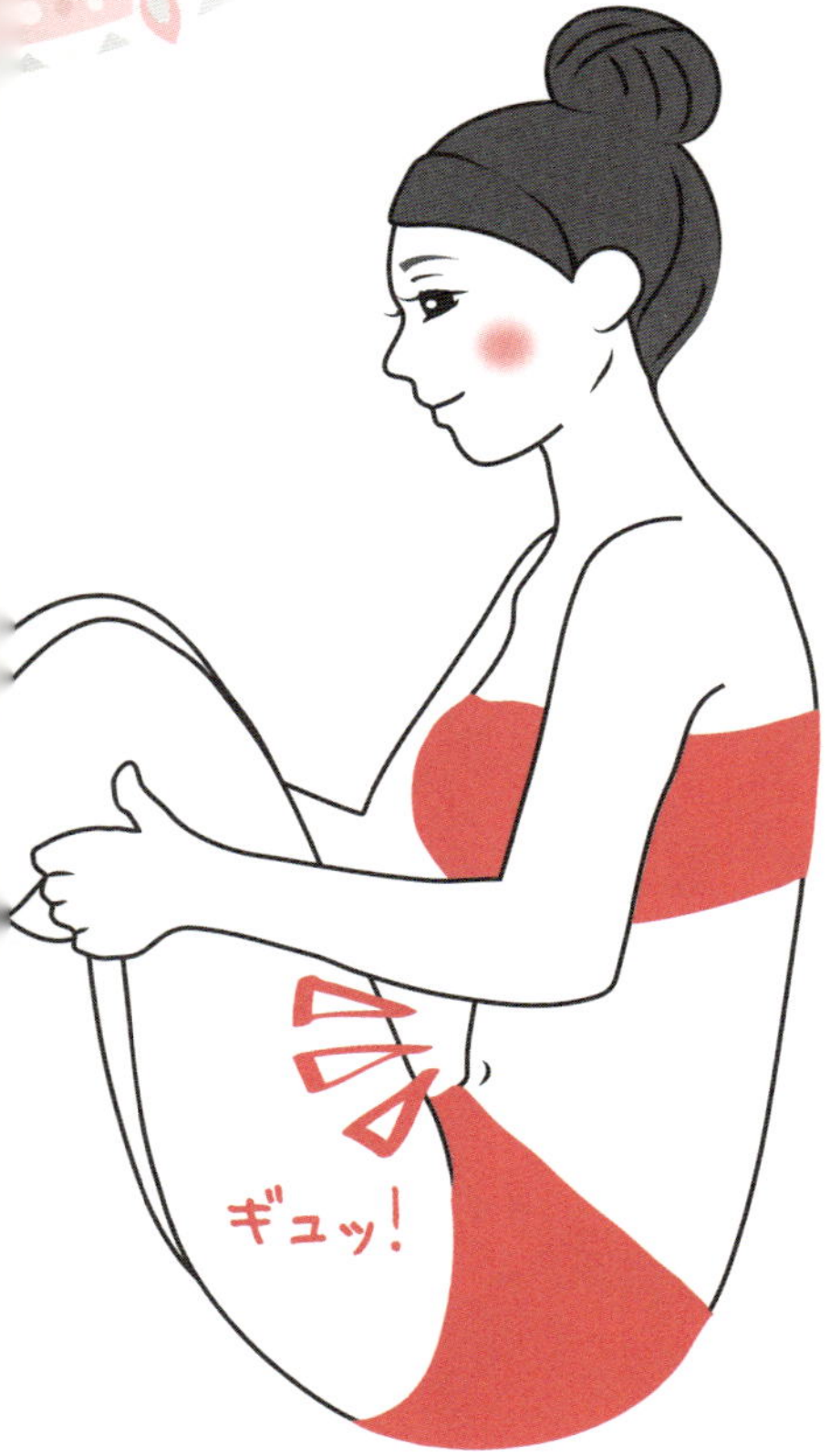

★効果・効能

- 体幹強化
- 腹筋強化
- 便秘予防
- 血巡りアップ
- バランス感覚強化

★ポーズのとり方

①体育座りになり、両手は膝《ひざ》の後ろへ太ももに触れるように置く。

②腹筋、肛門、膣を意識し膝《ひざ》を胸に引き寄せるように足を床から浮かせる。

③状態をキープし、鼻から吸って口から吐く腹式呼吸を6回（1分）。

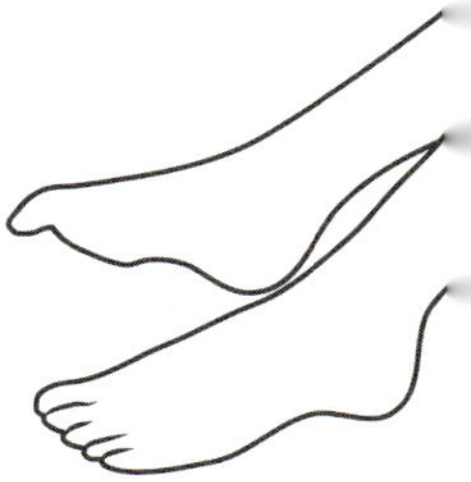

★ポイント

脚を上げた瞬間に後ろに倒れないように、腹筋に力が入ったことを確認。骨盤を前傾させないように背筋を伸ばすのがコツ。

蕾のポーズとは

花の蕾のようにしゃがんだ女性を、パートナーが後ろから抱えるようにする、ふたりのフィット感が高まるポーズです。こちらもカーマスートラの文献に度々登場します。

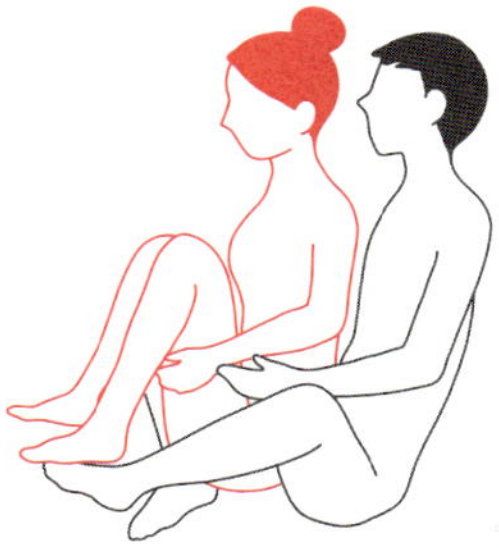

17手

鳩が胸を膨らませた姿を思わせる
肩掛け鳩のポーズ

体幹強化で全身ダイエットと、血流促進で浮腫み改善。生理痛の暖和も

★効果・効能

体幹強化
くびれ
便秘予防
血巡りアップ
バランス感覚
美脚

★ポーズのとり方

①右側に両脚を曲げたおねえさん座りになる。

②肛門、膣に力を入れたら、外側の右足の甲を右手で拾い上げて、脇の下へ近づける。

③状態をキープし、鼻から吸って口から吐く腹式呼吸を6回（1分）。

④左も同じく繰り返す。

★ポイント

手で抱えたほうの太ももをしっかり伸ばすこと。上半身が床に手をついたほうに傾かないように、脚のほうに近づけ、背筋を伸ばします。

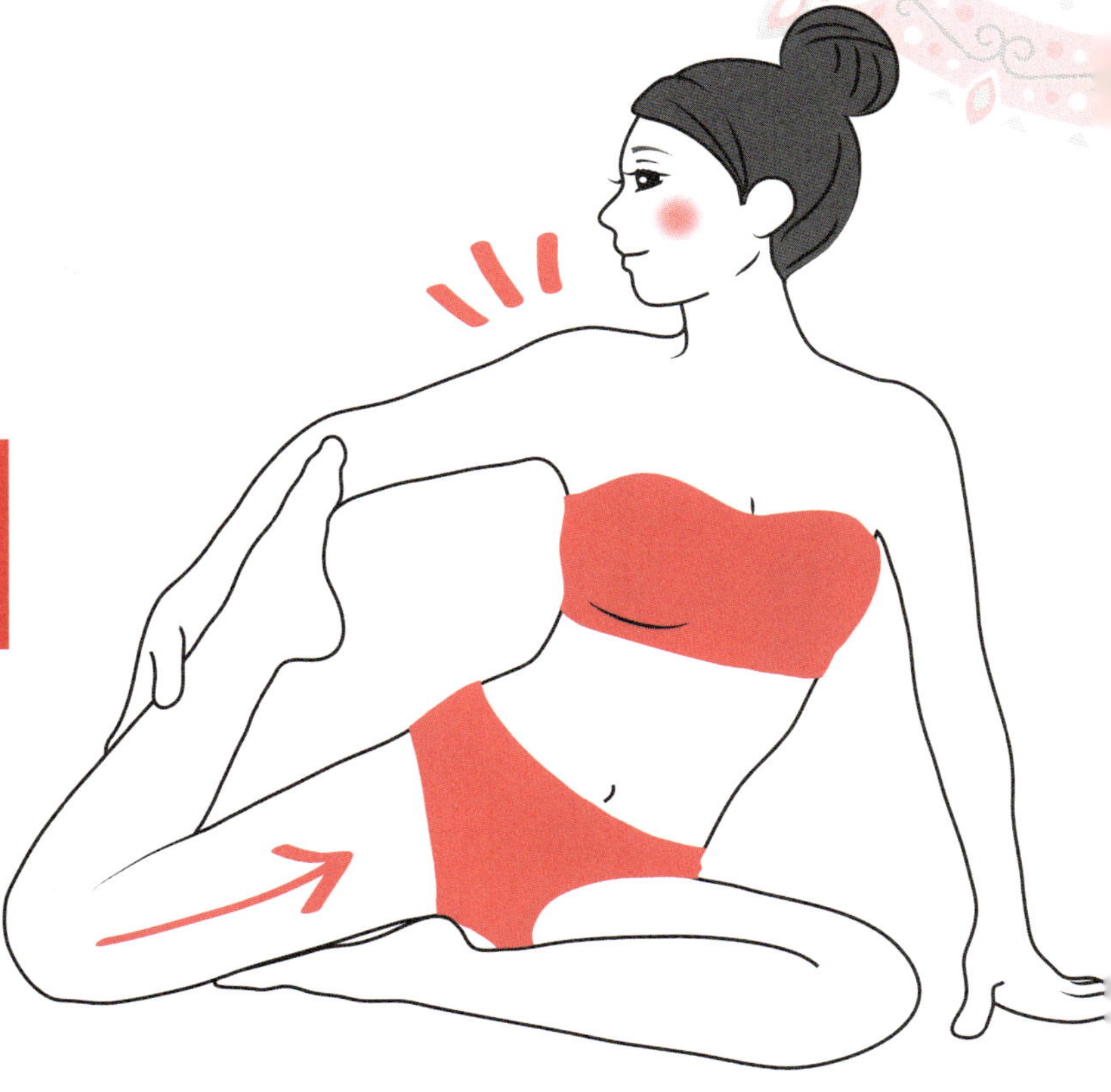

17
手

肩掛け鳩のポーズとは

ヨガでもポピュラーなポーズ。カーマスートラでは、ブリッジしたパートナーの上で鳩のポーズをし、宙に浮いてフィットする神業ポーズです。体力を鑑みて挑戦してみては？

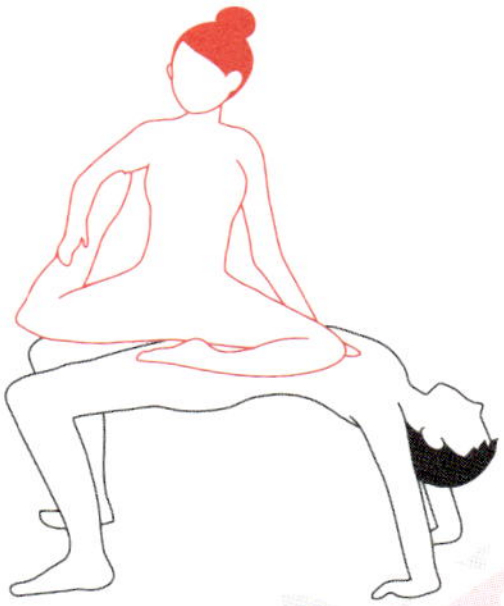

18手

座っている姿が蓮の花に似ているポーズ
蓮《れん》華《げ》のポーズ

座禅により下半身の柔軟性アップ
上半身を支えることで腹筋も強く

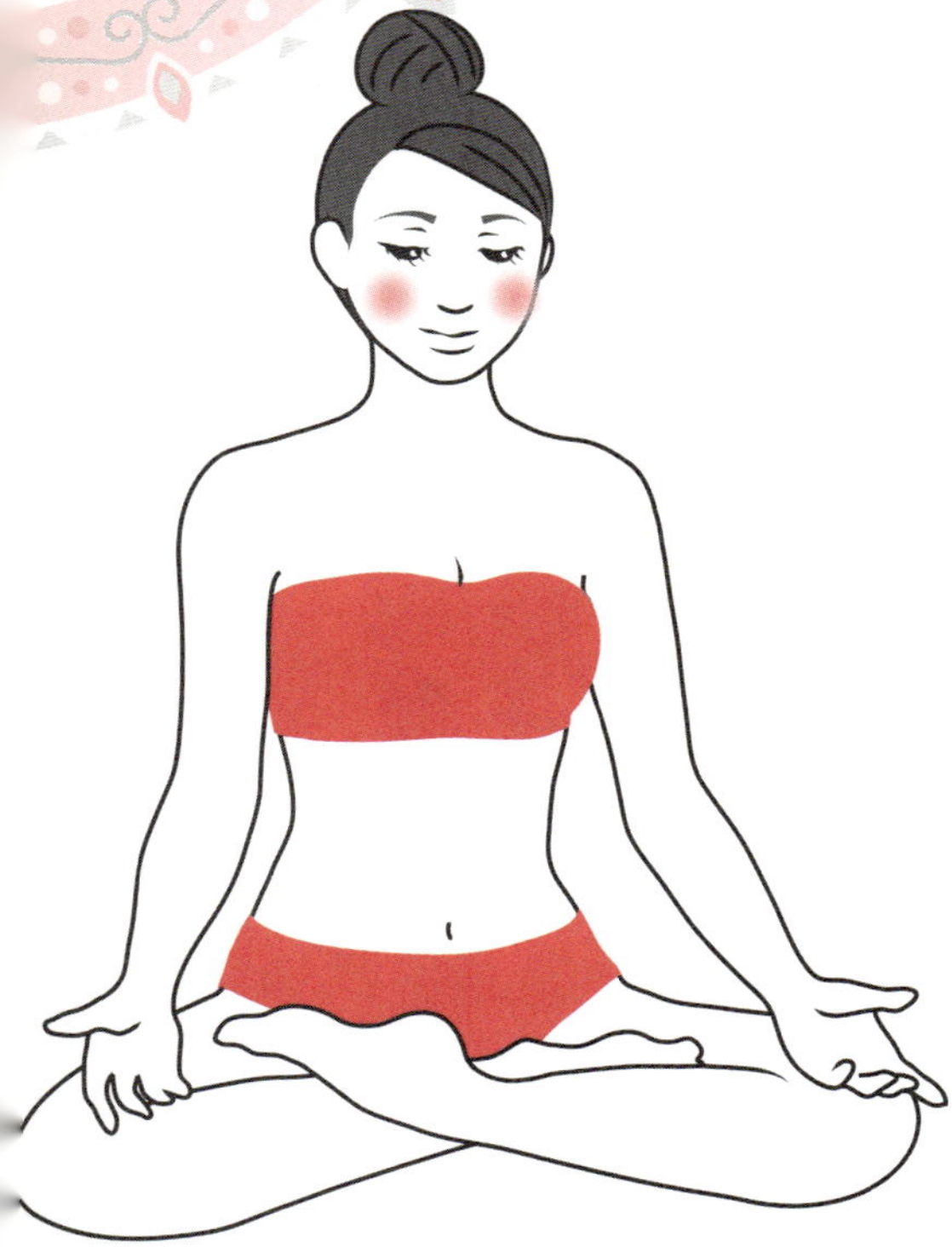

★効果・効能

- 体幹強化
- 腹筋強化
- 血巡りアップ
- バランス感覚

★ポイント

猫背にならないように、しっかりと腹筋に力を入れる。顔を下に向けると腹筋が半減するので、腰を反らすことに意識するとポーズがしやすいです。

★ポーズのとり方

①座禅を組み、背筋を伸ばす（座禅ができない方は片脚だけでもOK）。

②腹筋に力を入れながら、そのまま前方へ上半身を倒す。

③膝《ひざ》と肘《ひじ》でカラダを支え、合掌する。

④状態をキープし、鼻から吸って口から吐く腹式呼吸を6回（1分）。

18
手

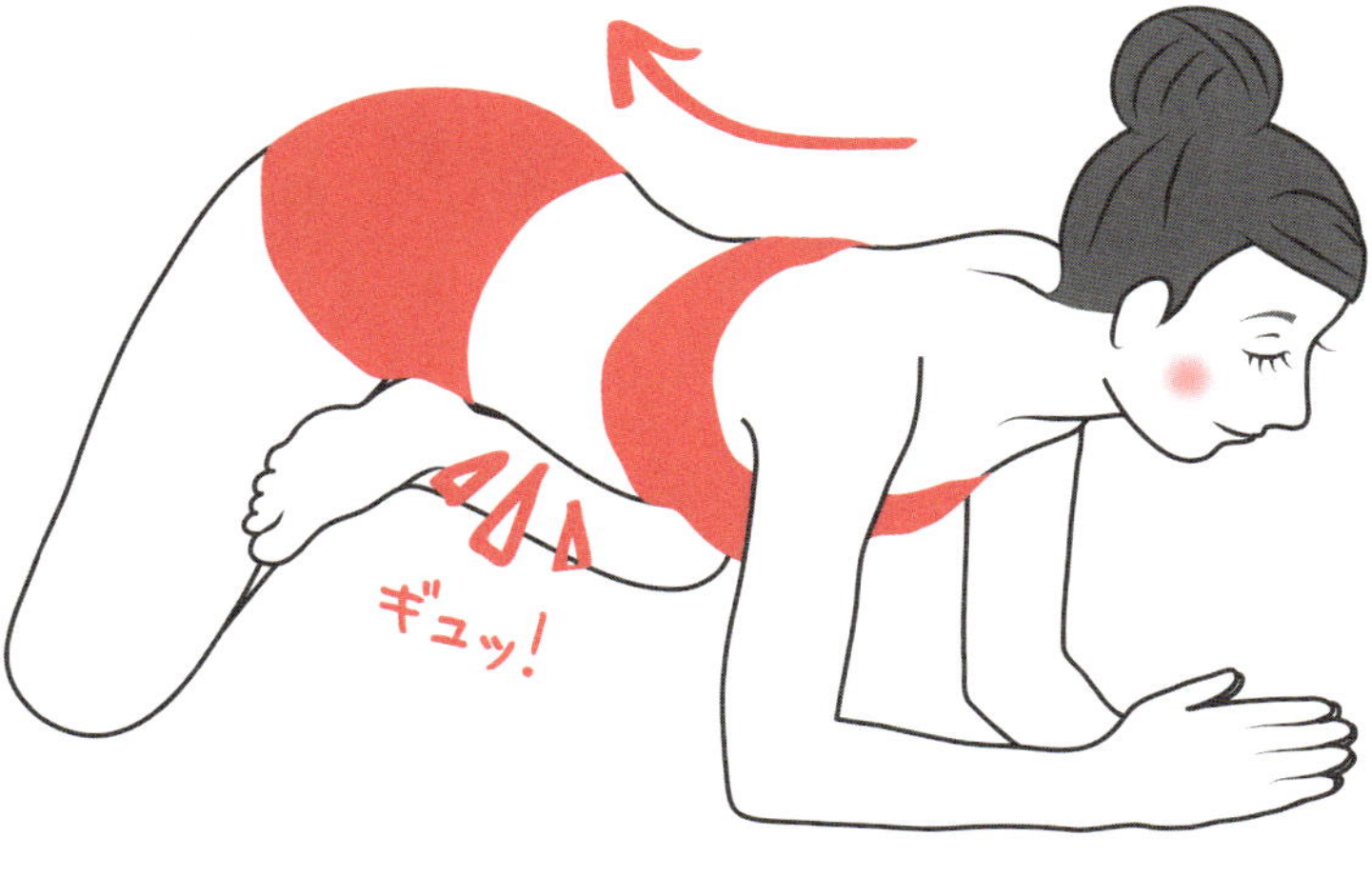

蓮華のポーズとは

ヨガの世界では座禅した状態を"蓮の花"にたとえます。蓮の状態で、後ろからパートナーにフィットされる女性と男性のカラダのしなりがセクシーなポーズです。

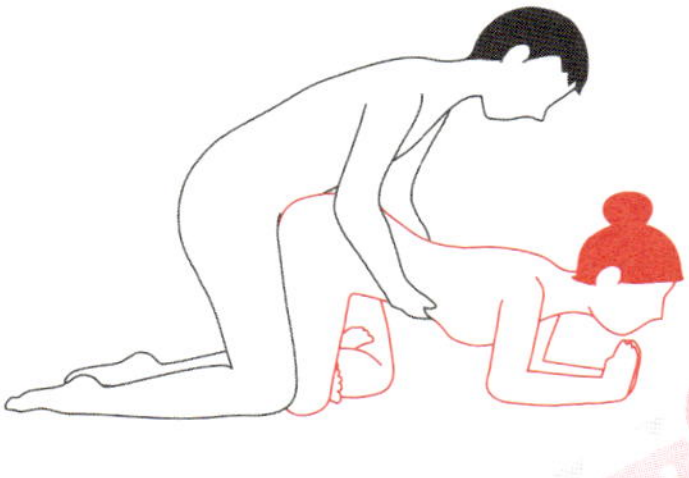

くびれダイエット編

くびれダイエット編は、次のようなお悩みの方にオススメです。

・ポッコリお腹
・上半身のたるみ
・下着が食い込む
・ボディバランスが悪い
・便秘

買い物をしていて、かわいいワンピースがあったので試着してみたら、イメージしていた感じと全然違いショックを受け、そっと棚に返した……。こんな経験、女性なら一度はありますよね。「真横から見た自分のカラダの厚みが少しでも薄くなれたら……」。私自身、今より10キロ増しのころにはよく思っていたことでした。

以前、あるメディアが行った調査で、「女性はお気に入りの洋服を着ていると女性ホルモンが増える」というのを目にしました。

特にお気に入りでもない部屋着を着て出かけたときの女性ホルモン（エストロゲン）の数値と、お気に入りで自分自身テンションが上がる洋服を着て出かけたときの女性ホルモンの数値には、大きな差が出たのです。

私もレッスン中には、「なるべくテンションが上がるウェアできてください」とお話します。気分が上がればドーパミンなどの幸せホルモンも出やすくなると思うのです。

女性にはやはり「自信」が大切で、自信あふれる女性は魅力的に映るものです。カラダに自信がないという方はぜひ、くびれメイクをして、テンションの上がるお気に入りの洋服をきれいに着こなせるカラダに自分を導いてください。

この「くびれダイエット編」は体幹トレーニングの延長で、体幹の力をつけながらくびれもメイクするという内容です。女性は骨盤が大きく開いているので、くびれをきれいにつくると、お尻もきれいに魅せることができます。〝くびれ〟は女性らしさのシンボルのひとつでもありますので、きれいにメイクしていきたいところですよね。

「年齢とともに重力に逆らえなくなる」はお決まりのセリフですが、ほどよく筋肉をつけていると、腰回りや下腹部に肉が下がってくる〝雪崩《なだれ》防止〟にも間違いなく効果的ですので、〝年だから〟とあきらめている方も、ぜひチャレンジしてみてください。

19手

喜んでいる赤ちゃんがモチーフ
赤ちゃんのポーズ

下半身のストレッチと同時にお通じに悩む人にオススメ

★ポーズのとり方

①仰向けになり両膝《ひざ》を立てる。

②腹筋、肛門、膣に意識を向けながら両膝《ひざ》を胸へ近づけるように脚を天井に上げる。

③**開脚をし、軽く膝《ひざ》を曲げて**、足の親指を人差し指と中指でフックするようにつかむ。

④指でつかんだ足の親指を手前へ引っ張り、**ふくらはぎを伸ばす。**

⑤状態をキープし、鼻から吸って口から吐く腹式呼吸を6回(1分)。

★効果・効能

腹筋強化
デトックス
便秘解消
お腹引っ込め
股関節柔軟

★ポイント

ふくらはぎにはデトックスのツボが集まっています。腹筋にしっかり力を入れてふくらはぎが伸びていることを意識しましょう。股関節が開いていることも重要です。

19
手

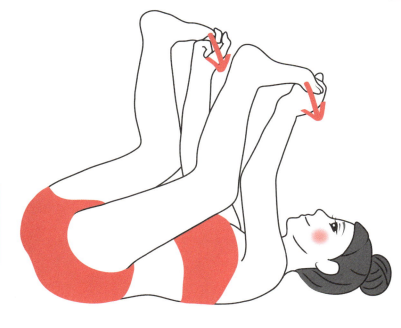

赤ちゃんのポーズとは

赤ちゃんが足をつかんでご機嫌な様子を模したヨガポーズです。女性は太ももを自分のカラダにつけることで、よりパートナーとのフィット感が高まります。

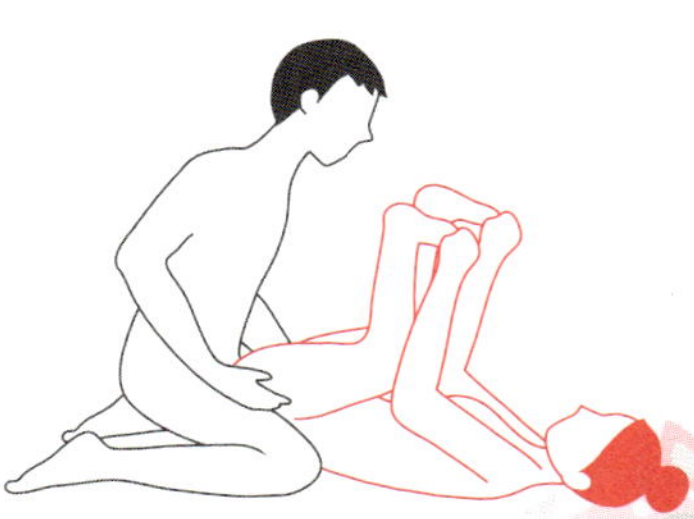

20 手

カラダにエネルギーが満ちる アグニのポーズ

鼠蹊部《そけいぶ》とふくらはぎを刺激して下半身の強化&リフレッシュ

くびれダイエット編

★ポーズのとり方

①仰向けになり両膝《ひざ》を立てる。

②腹筋、肛門、膣に意識を向けながら両膝《ひざ》を胸へ近づけるように脚を天井に上げる。

③**左右の膝《ひざ》をくっつけて軽く膝《ひざ》を曲げて**、足の親指を人差し指と中指でフックするようにつかむ。

④指でつかんだ足の親指を手前へ引っ張り、**ふくらはぎを伸ばす。**

⑤状態をキープし、鼻から吸って口から吐く腹式呼吸を6回(1分)。

★効果・効能

腹筋強化

デトックス

便秘解消

お腹引っ込め

20
手

★ポイント

脚を上に持ち上げるときには腹筋を意識して使いましょう。またフックした指を顔に寄せるようにすると、ふくらはぎが十分に伸び、柔軟力アップ・鼠蹊部の圧迫もできます。

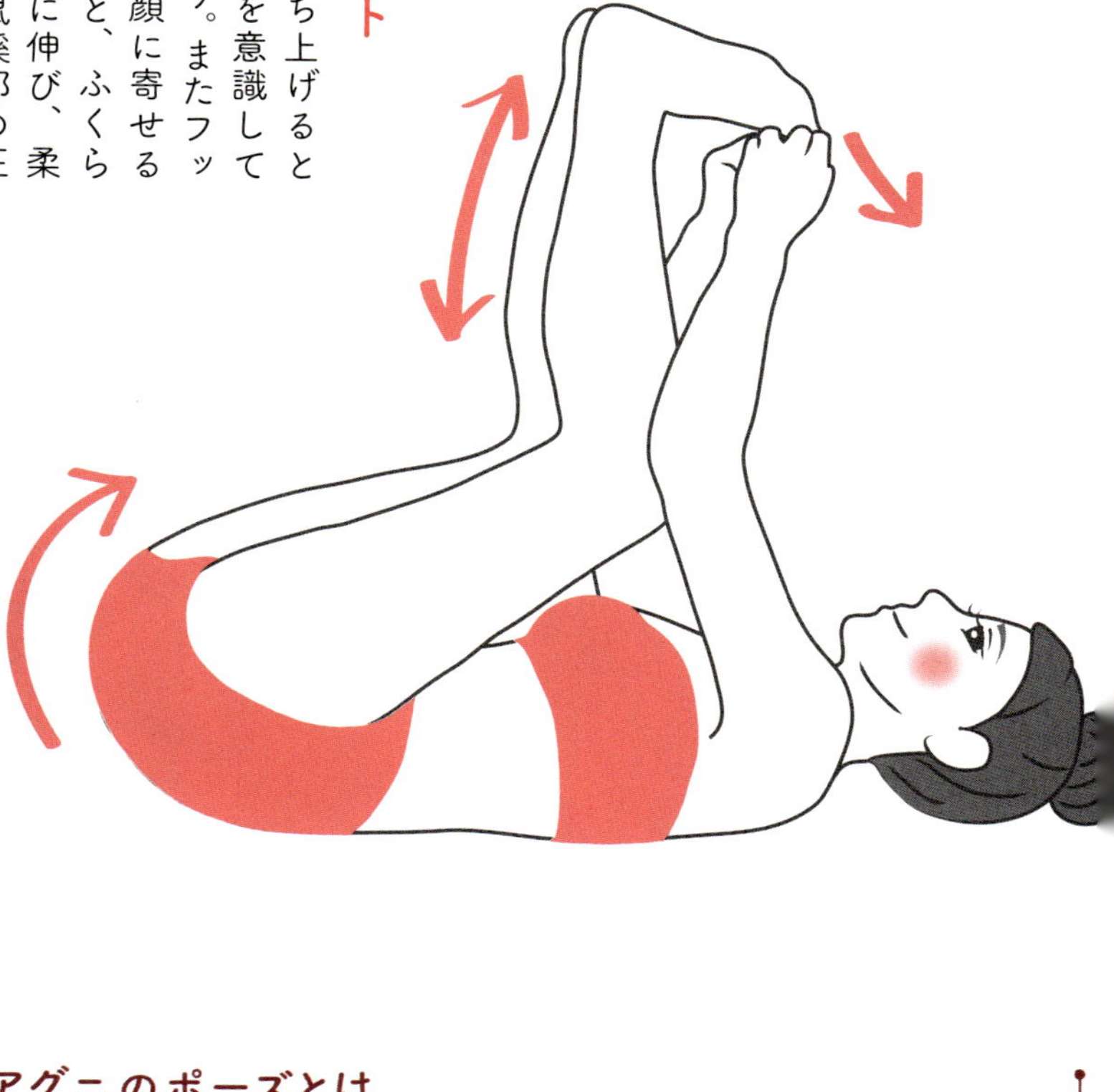

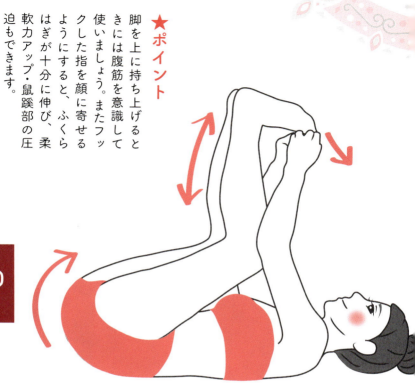

アグニのポーズとは

“アグニ”とは炎の神です。アーユルヴェーダにおいては、胃の消化、エネルギー変換に必要なパワーをアグニといいます。女性を炎の形になぞらえた、パワーを感じるポーズです。

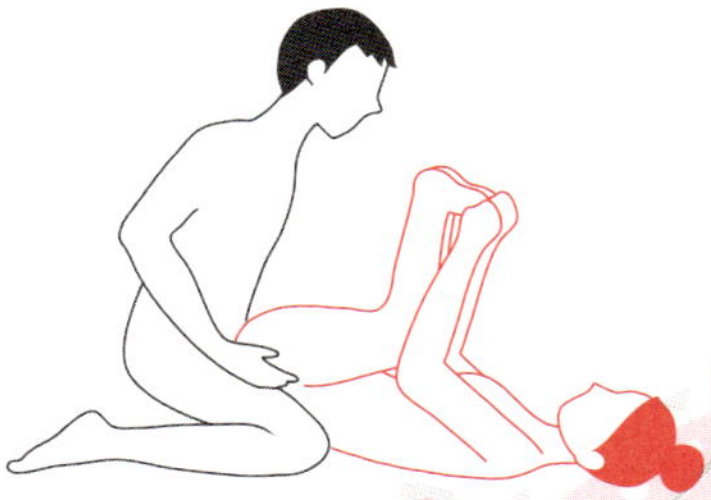

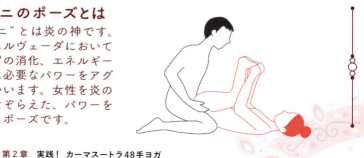

21手

美しい女神の魅惑的な体位
インドラの妻のポーズ

腹筋全体を強く使うポーズで体幹と腹筋上部が鍛えられる

★ポーズのとり方

①仰向けになり、腹筋、肛門、膣を締めながら**両膝《ひざ》を胸へ近づけ、両腕で膝《ひざ》を抱える。**

②**腹筋に力を入れて頭を持ち上げ、お尻をさらに持ち上げて背中を丸める。**

③**ふくらはぎはお尻から15センチほど離す。**

④状態をキープし、鼻から吸って口から吐く腹式呼吸を6回（1分）。

★効果・効能

- 腹筋強化
- お腹引っ込め
- デトックス
- 便秘解消

★ポイント

息を吐きながら背中を丸め、腹筋にしっかり力を入れること。ふくらはぎをお尻から離さないと、お尻が床についてしまい腹筋の効果が薄れてしまうので気をつけましょう。

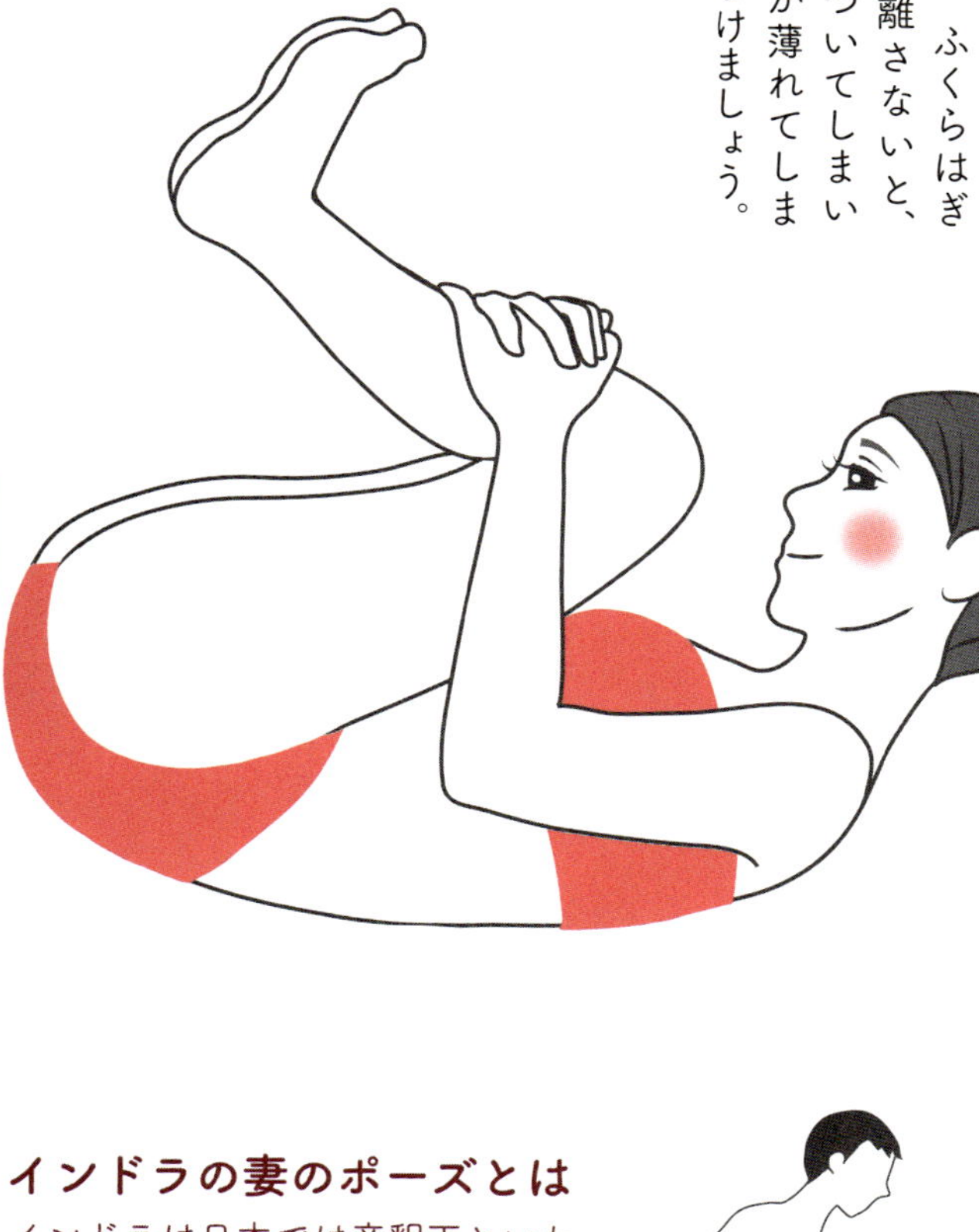

21手

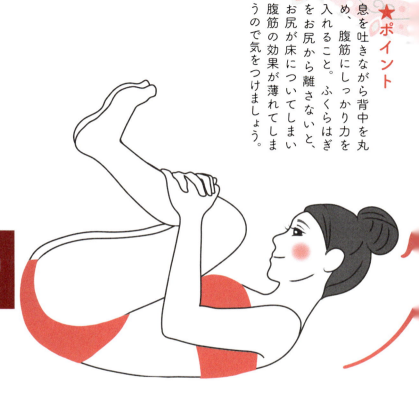

インドラの妻のポーズとは

インドラは日本では帝釈天といわれ、ある聖仙の娘に手を出しその逆鱗に触れ、全身にある眼をすべて女陰に変えられたといういい伝えがある神。膣が完全に開くポーズです。

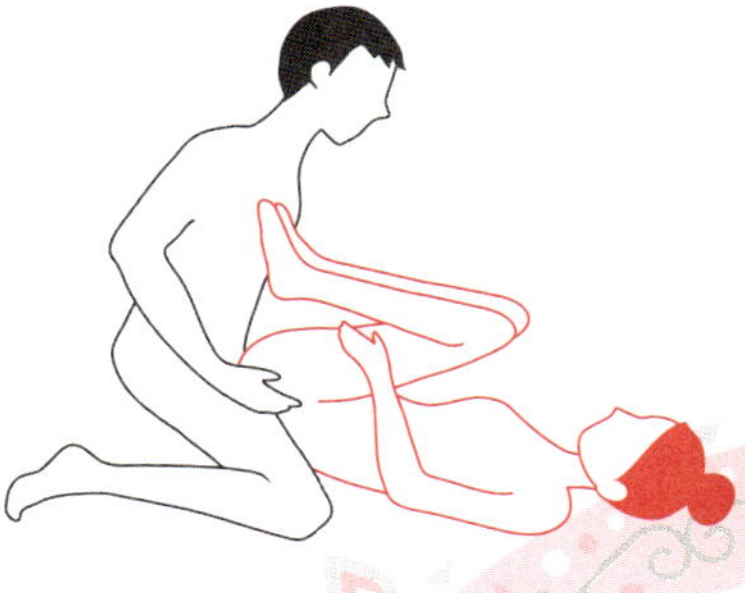

22手

組んだ脚が上昇する龍のよう
昇るアナンタのポーズ

腹筋&体幹強化に効果が期待できる。内股のトレーニングにも

★ポーズのとり方

①仰向けになり両手はへそ下の丹田へ。

②腹筋、肛門、膣を締めながら両脚を天井の方へ上げる。

③脚をクロスさせ、さらに腹筋に力を入れてお尻を持ち上げる。

④状態をキープし、鼻から吸って口から吐く腹式呼吸を6回（1分）。

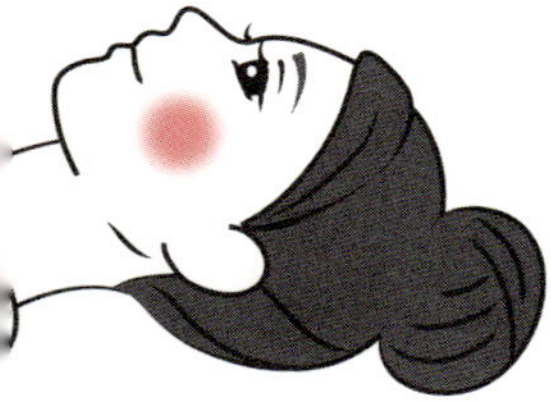

★効果・効能

- 腹筋強化
- お腹引っ込め
- デトックス
- 便秘解消
- 体幹強化

★ポイント

両脚を勢いで上げるのではなく、腹筋で上げるようにする。また内股に力を入れて脚をクロスさせることで、内股筋肉強化と、脚をほどいたときにリンパが流れデトックスに。

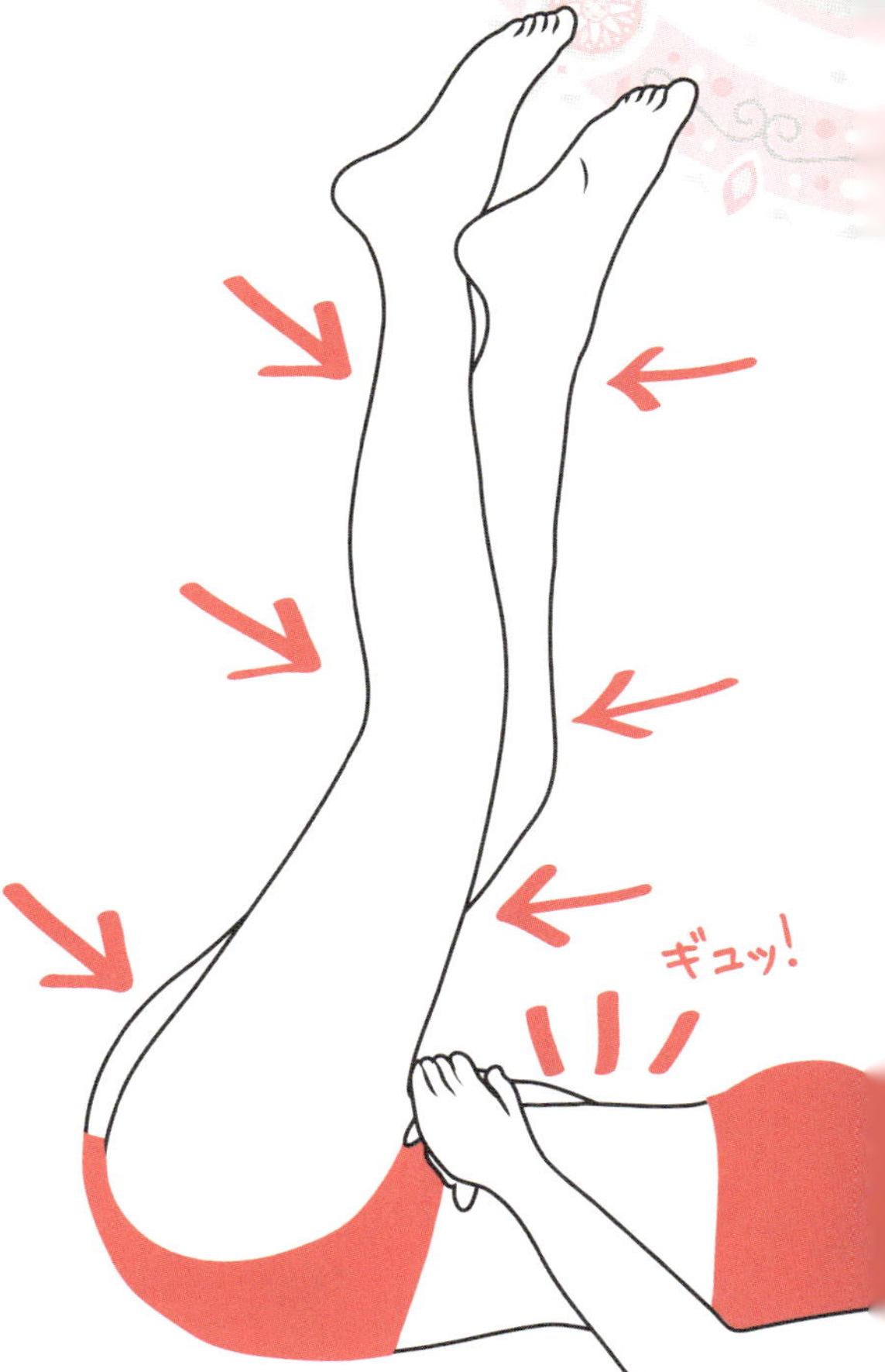

22手

昇るアナンタのポーズとは

アナンタとは神の乗り物として描かれる龍王です。昇り龍のようにパートナーの首に脚を巻き付けることで下半身の密着度が高まり、相手の動きに身を委ねやすいポーズです。

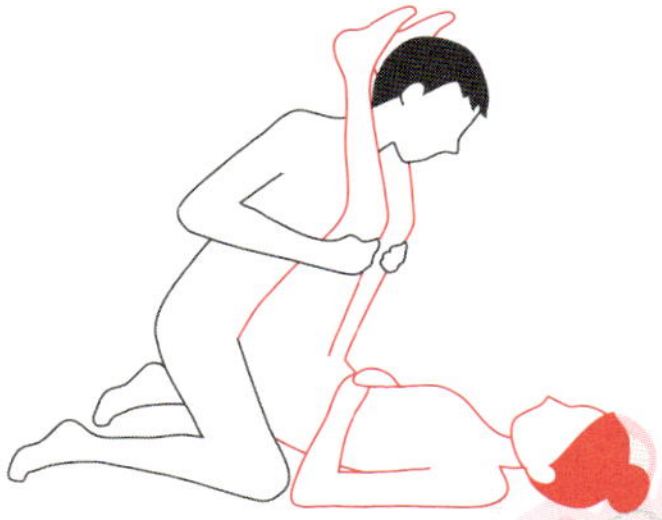

23手

膝《ひざ》に置いて奏でるインドの古代弦楽器を思わせる
ヴィーナのポーズ

脇腹の筋肉を縮めることでくびれができやすい

★ポーズのとり方

①左側面を床に向けてまっすぐ横になる。

②下にある左手は伸ばし、肛門、膣を締めたら右脚を開脚しながら脇腹に引き上げる。

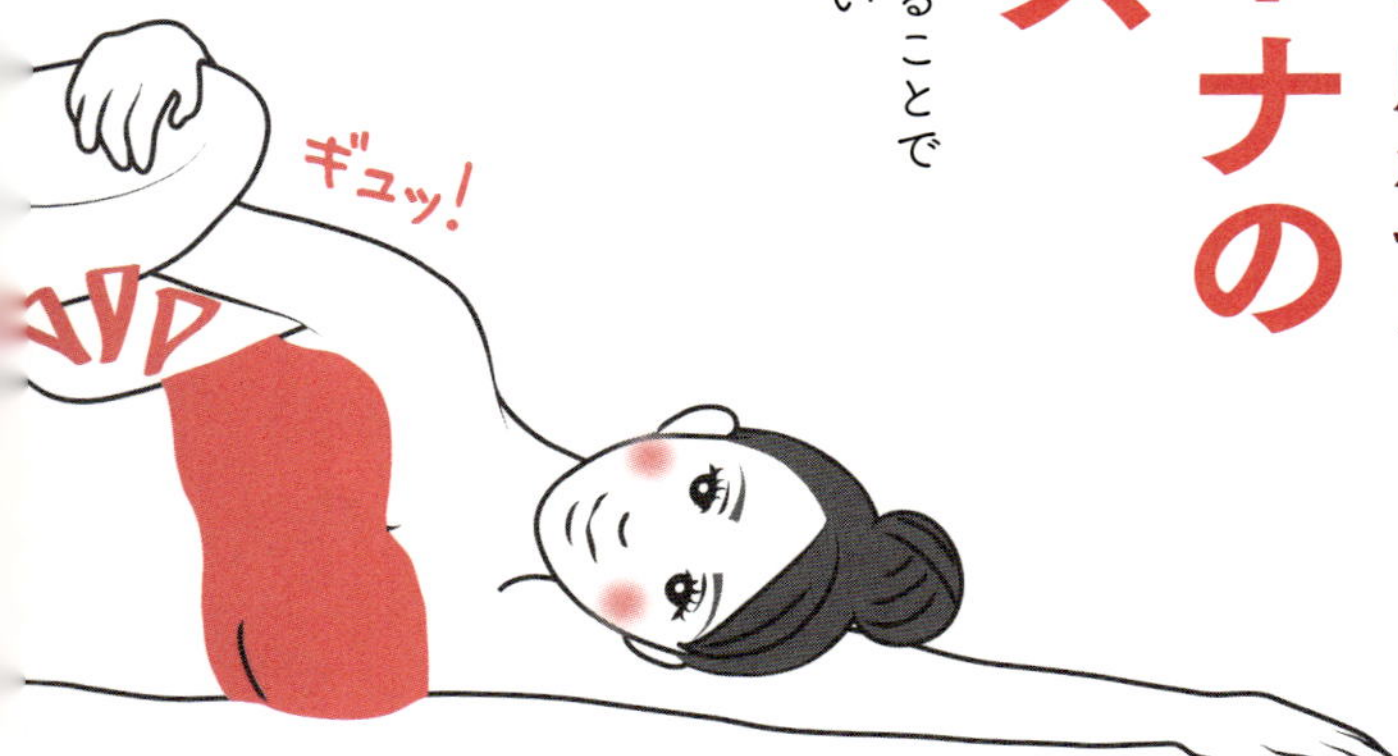

★効果・効能

- 腹筋強化
- お腹引っ込め
- くびれ
- 便秘解消
- 体幹強化
- 血巡り

③右手で膝《ひざ》を抱え、さらに膝《ひざ》を脇のほうへ引き上げる

④状態をキープし、鼻から吸って口から吐く腹式呼吸を6回（1分）。

⑤逆側も繰り返す。

★ポイント

しっかり開脚をし、脇腹の肉を寄せるように、膝《ひざ》頭《がしら》をぐっと引き上げる。手で膝《ひざ》を抱えすぎると脇腹の筋力が使われないので、あくまでも手はサポートとして考えましょう。

23手

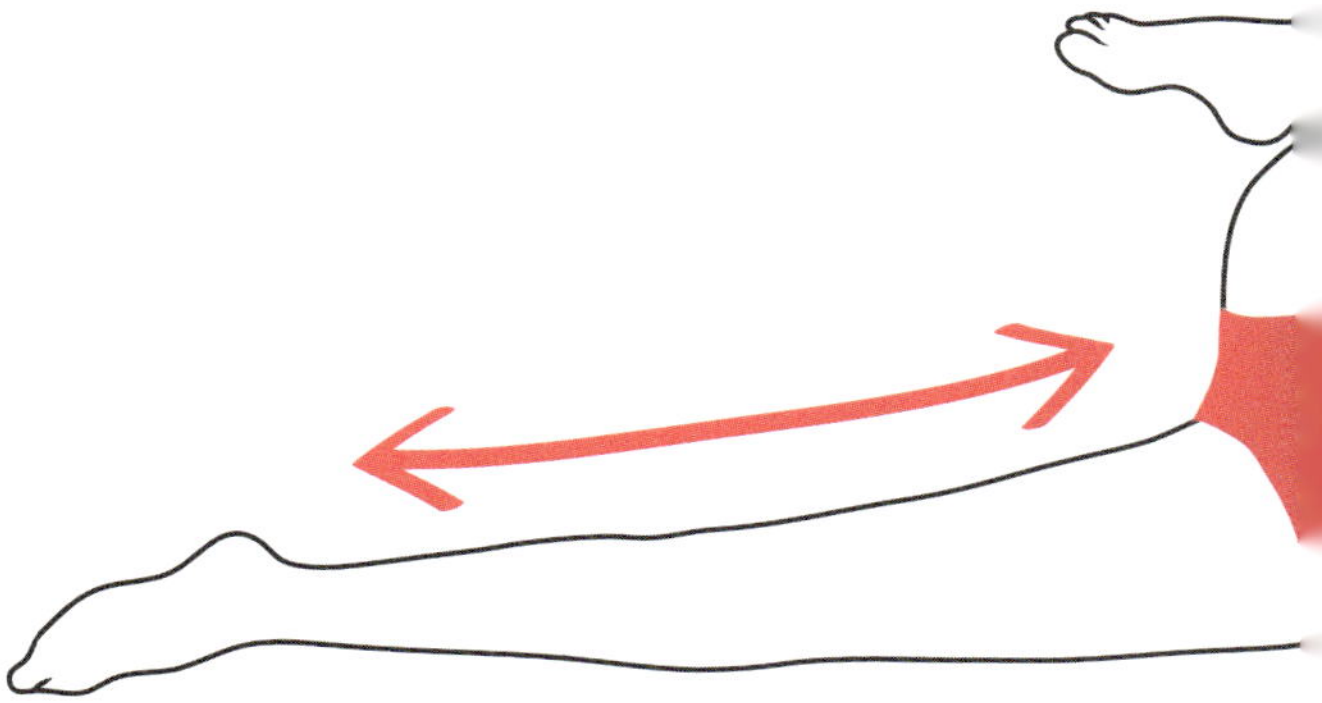

ヴィーナのポーズとは

ヴィーナは古代インドの弦楽器で、学術学問の女神・サラスヴァティが持っています。向かい合って抱き合いながら、女性が男性の腰に脚を絡め深く交わるポーズです。

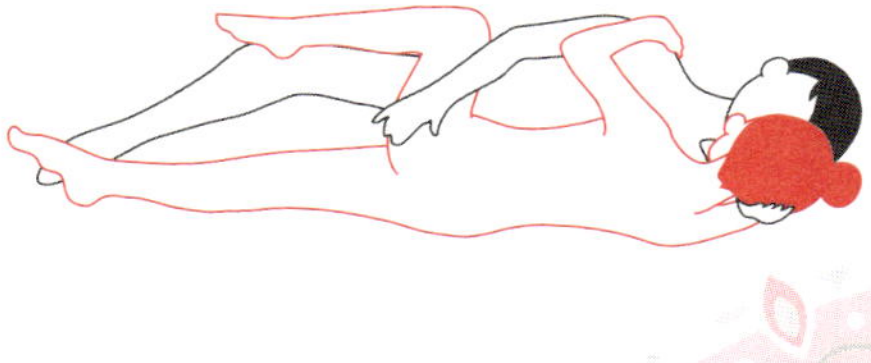

24手

シヴァ神が妻のパールヴァティを愛する姿

パールヴァティのポーズ

腰を傾けることで脇腹の奥の筋肉を効果的に刺激する

★効果・効能

- 腹筋強化
- くびれ
- お腹引っ込め
- 二の腕引締め
- 肩のくびれ

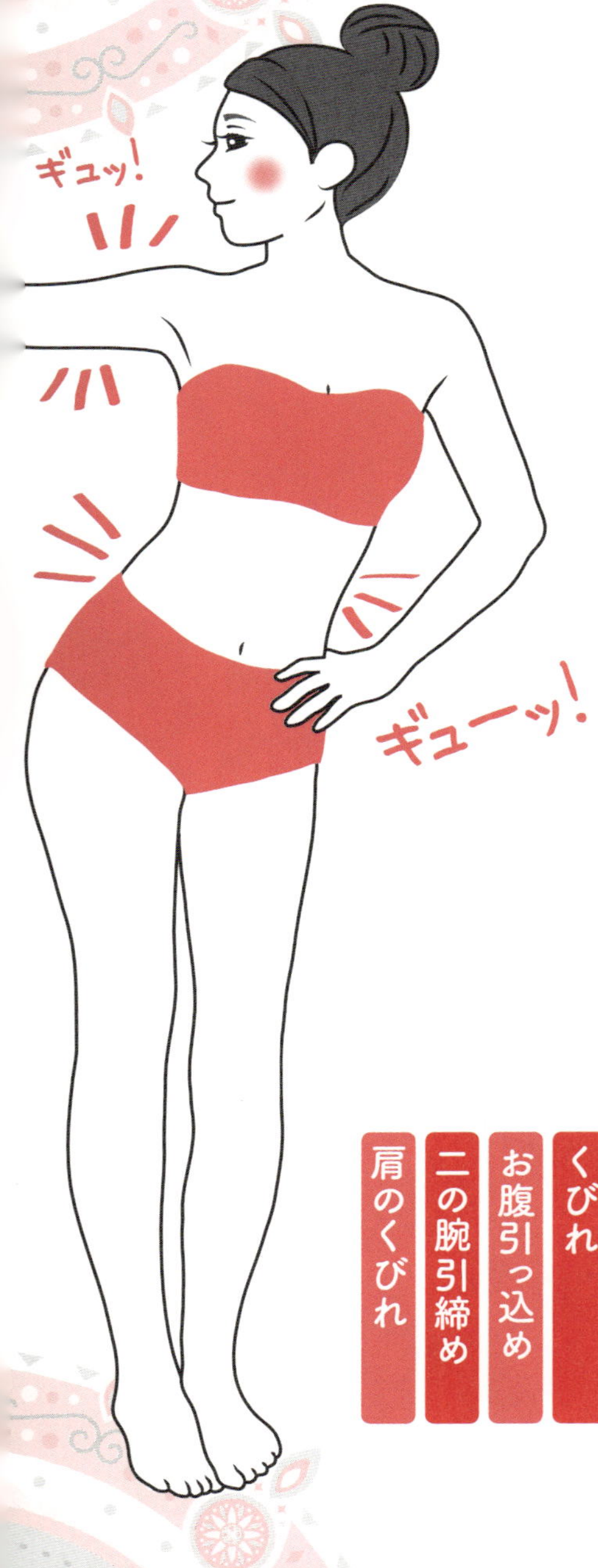

★ポイント

腰を傾ける感覚がつかみにくい人は、腰骨を脇に寄せるとポーズがとりやすい。脇腹の腹筋をギュッと縮めるようにしっかり力を入れて、筋肉を使っている意識をしましょう。

★ポーズのとり方

①足を揃えて直立する。
②右腕を床に平行に伸ばし、左手は腰に置く。
③**伸ばした手のほうへ首を回して目線は指先。軽く膝《ひざ》を曲げる。**
④腹筋、肛門、膣に力を入れて、**腰を右へ引っ張るように上半身をくねらせる。**
⑤そのまま鼻から吸って口から吐く腹式呼吸を6回（1分）。
⑥逆も同じく繰り返す。

24手

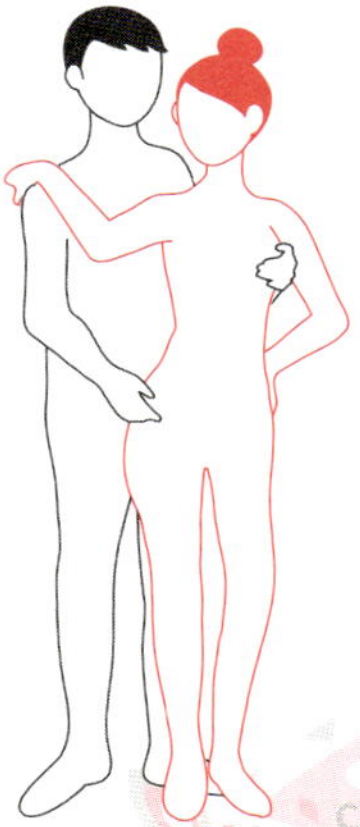

パールヴァティのポーズとは

シヴァ神が妻のパールヴァティに並び、片手で妻の乳房を愛撫しているカーマスートラのレリーフで有名なポーズです。上半身の愛撫をしながらフィットすることができます。

美脚・体力アップ編

・お尻が垂れ下がって四角くなってきた
・和式のトイレは苦手だから、いつも避ける
・駅では長い列に並んでも、エスカレーターを使ってしまう
・階段を少し上っただけで息切れがする
・とにかくだるく疲れやすい
・お尻、太もも、カラダ全身がいつも冷えている
・下半身がいつも浮腫んでいる
・便秘がち

お尻の垂れ下がりなどの見た目だけでなく、体力がなくなってきたと実感されている方、もともと代謝が悪いと感じている方は、下半身の筋力が弱いのが原因かもしれません。

「カラダの7割は下半身」といわれるほど、太もも、お尻の筋肉は大きな筋肉で、そ

の収縮運動によってマイオカインとよばれるさまざまな健康ホルモンが分泌されます。また、全身に血を巡らせ、体温を上げるなどの重要な役割を果たしています。

最近は正座をする機会が少なくなりました。正座をすると自然と太ももの筋肉が伸ばされるので、正座をして仰向けになるポーズなどは昭和世代の方が実は得意で、若い人ほど太ももの筋肉がかたくて腰の可動域が狭くなり、腰痛や姿勢の悪い方が増えています。

お尻、太ももの筋肉がしっかりしている方はいくつになっても、お尻が持ち上がっていて、肌にも張りがあり、平熱も36度半ばの方がほとんどです。高齢者を見ていても、脚力がしっかりしている方は体力があり、いくつになっても自立した生活をしていけます。

つまり、美尻、下半身美人になるということは体力強化にもなり、さらには、先にも述べた膣活にもつながってくるのです。寝ても疲れがとれない、足がつる、下半身がひどく浮腫む……などが気になる方はお風呂上がりの温まった状態で、これから紹介するポーズに挑戦してください。また、ふくらはぎにはデトックスのツボ、便秘解消のツボもたくさんあるので、しっかり伸ばしながらポーズをとるようにしてください。

脚の大きな筋肉をじんわりストレッチし、股関節をほぐすことで体温が上がり、寝つき、睡眠の質もよくなることでしょう。

25手

馬の毅然とした美しさを表す体勢
雌《めす》馬のポーズ

脚全体のストレッチをすることでリンパと血液をスムーズに流す

★ポーズのとり方

①長座（脚を揃えて前に伸ばす）になり、左脚を外股に曲げて90度開く。

②上半身は、開いた脚の中心へ向け、目線もその先に。

③腹筋、肛門、膣に意識をしながら胸を天井の方へ引き上げる。

④そのまま鼻から吸って口から吐く腹式呼吸を6回（1分）。

⑤逆も同じく繰り返す。

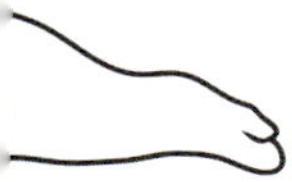

★効果・効能

太もも柔軟

股関節柔軟

下半身浮腫み解消

生理痛予防

★ポイント

曲げた脚の太ももの上部、伸ばした脚の裏側全体をしっかり伸ばせているか意識をすること。痛みがある場合には膝《ひざ》を曲げて自分の状態を確認しながら調整しましょう。

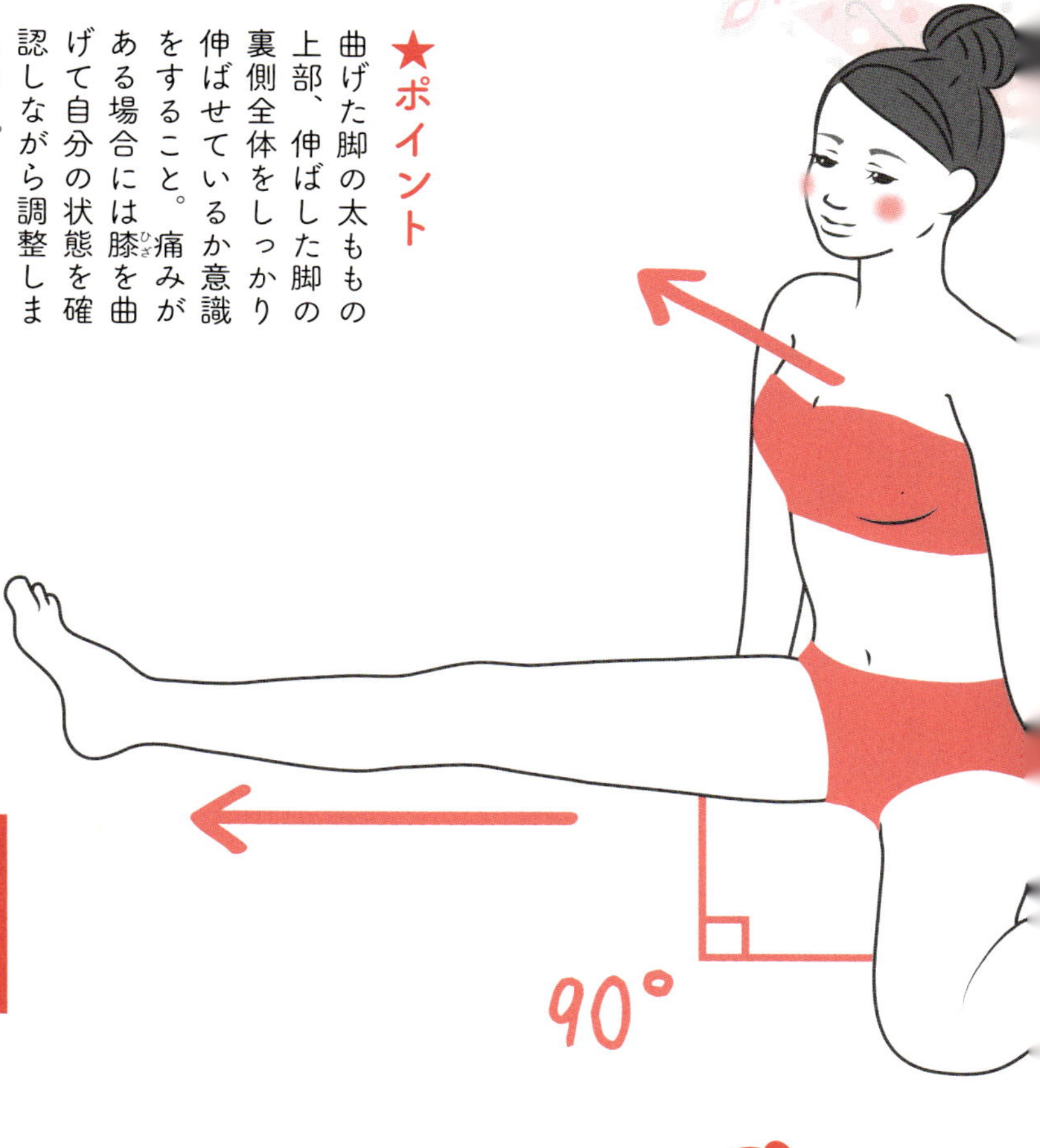

25手

雌馬のポーズとは

女性を毅然とたたずむ雌馬にたとえたポーズで、パートナーと同じ方向を向き、パートナーの上に乗ってフィットさせるポーズです。脚を曲げることで膣圧をかけやすくなる。

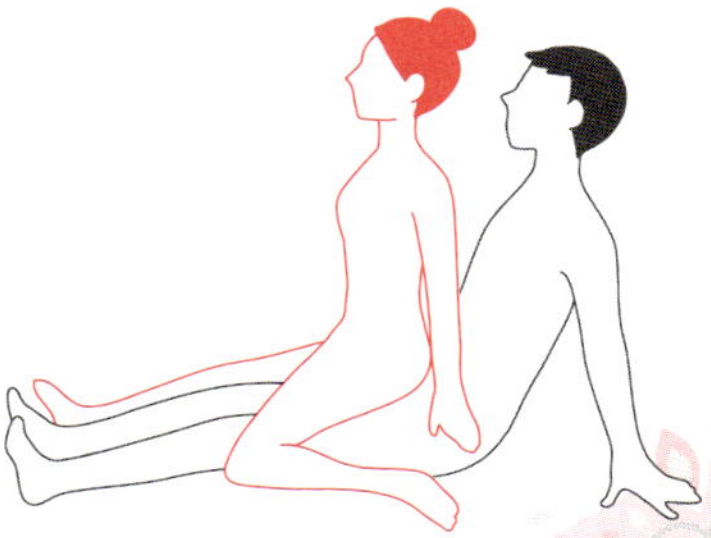

26手

股関節の柔軟な座禅姿が蓮華の花に見える
立った蓮華のポーズ

下半身と体幹という大きな筋肉を同時に鍛える

★ポーズのとり方

①座禅を組み（片脚だけでもOK）、両手は後ろの床につく。

②腹筋と肛門、膣に力を入れてから、上体を後ろに倒し、胸を引き上げる。

③目線も天井へ。

④そのまま鼻から吸って口から吐く腹式呼吸を6回（1分）。

★ポイント

猫背になると腕の力が使われ、腹筋がほぼ使われない。背中を反らせるのではなく、胸を天井に見せるように開くことを意識して。あごは上げず、首の後ろもまっすぐにしましょう。

★効果・効能

股関節柔軟

下半身浮腫み解消

下半身血巡りアップ

生理痛予防

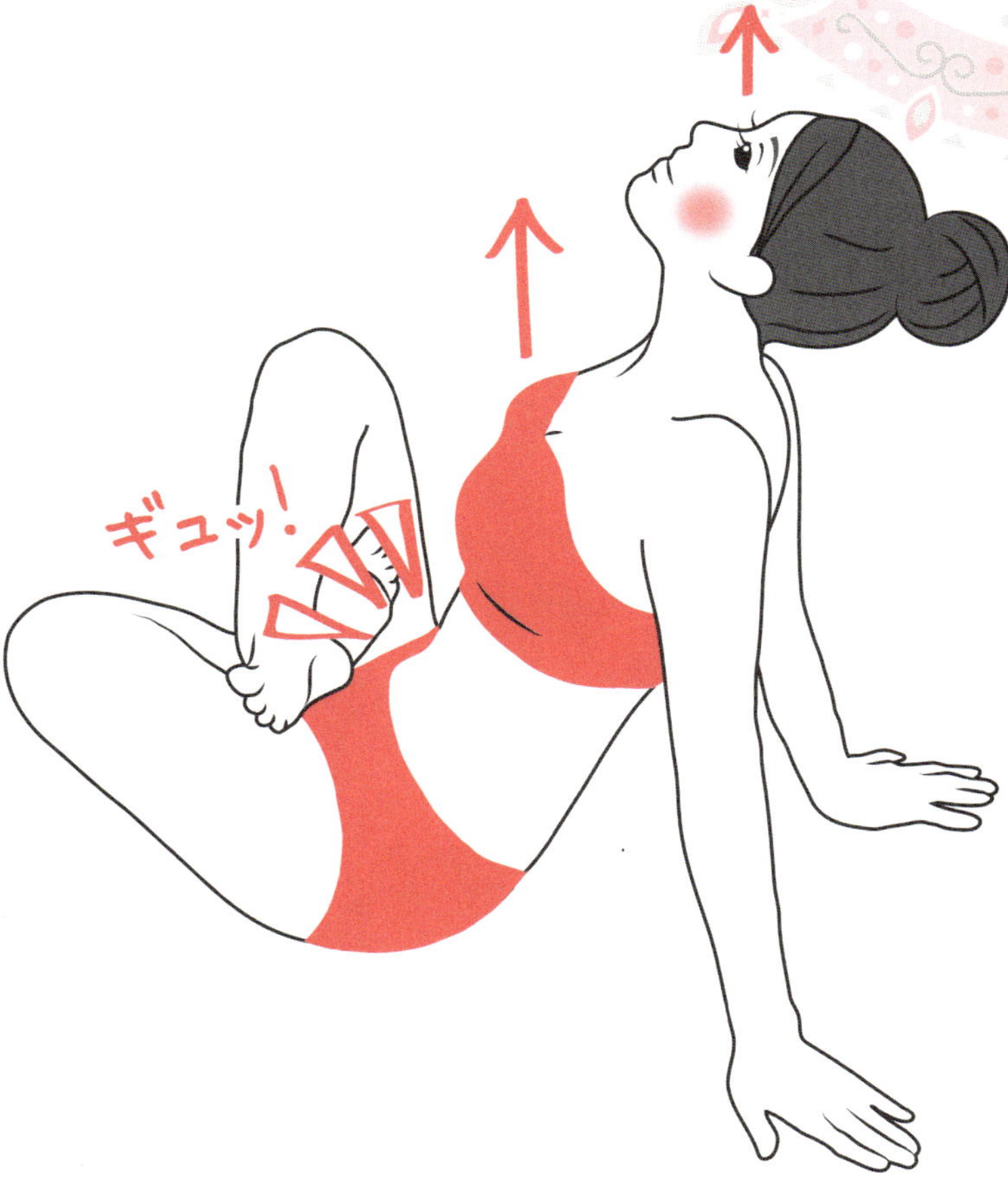

26
手

立った蓮華のポーズとは

カーマスートラで度々登場する、"迎え入れるポーズ"です。女性は脚を組み、蓮華のポーズになった状態でパートナーと向かい合い、女陰をパートナーへ向けましょう。

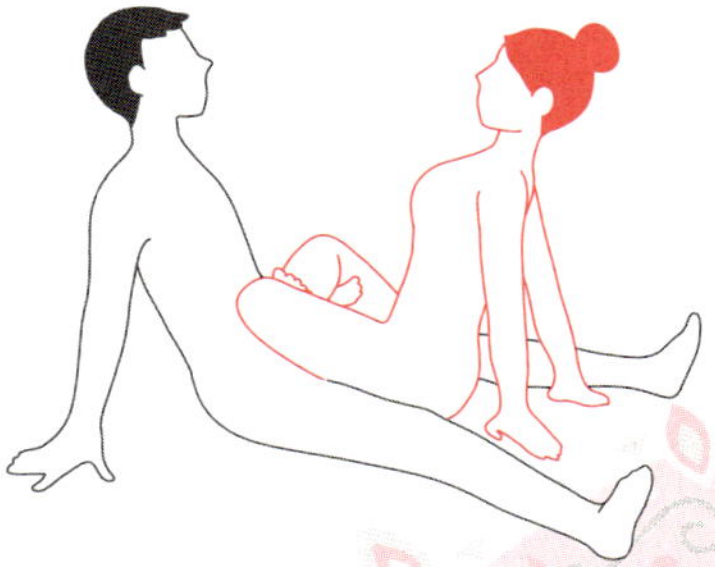

美脚・体力アップ編

27手

シヴァ神すら手玉にとる怒りのカーリー神
カーリーのポーズ

下半身の筋肉を鍛えることで代謝アップの効果も

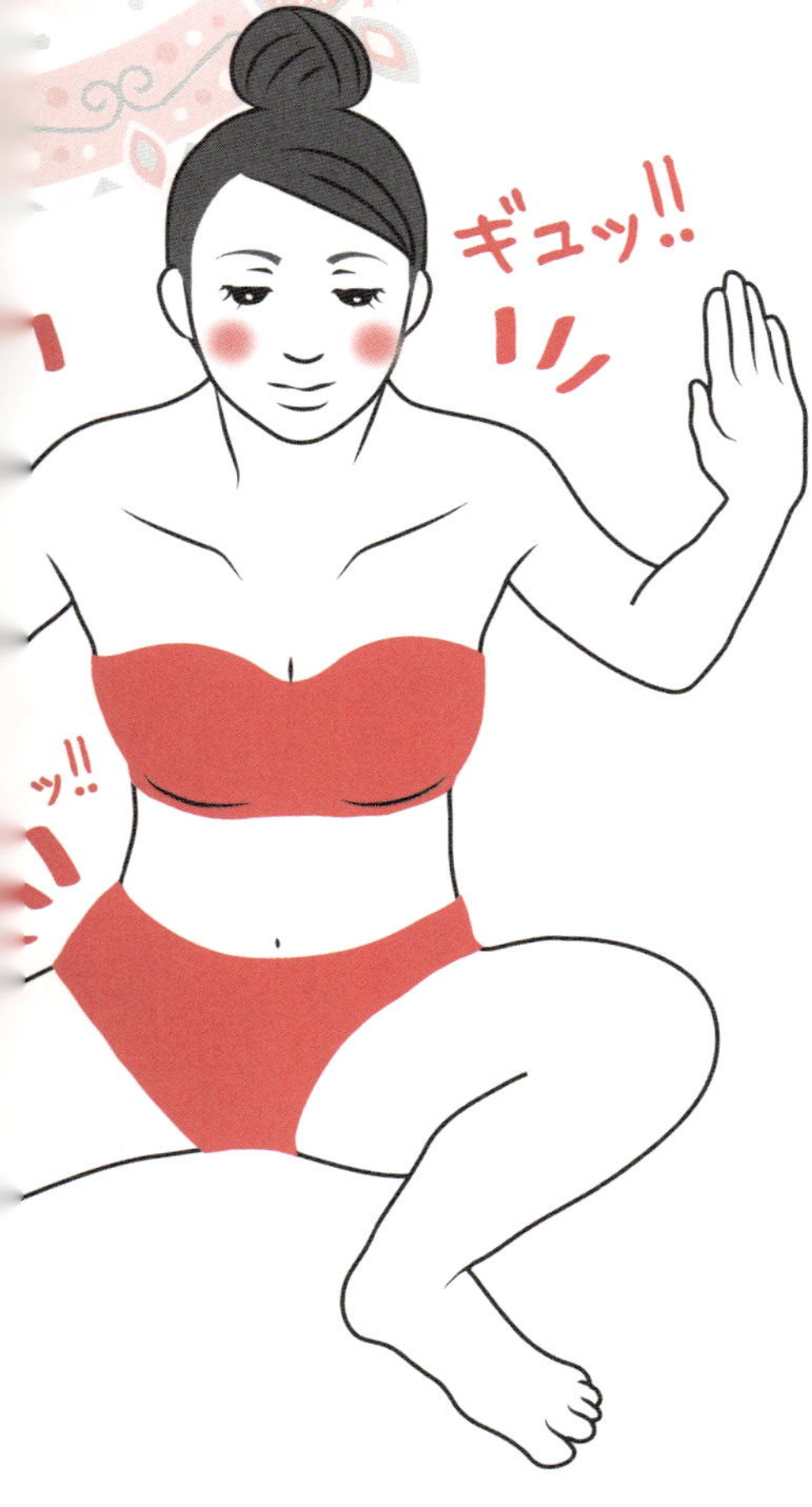

★効果・効能

- 太ももの柔軟
- 股関節柔軟
- 生理痛予防
- 下半身浮腫み解消
- 脚力体力強化

★ポーズのとり方

①脚を揃えてしゃがむ。左脚を真横にまっすぐ伸ばし、肛門、膣を締めて**重心は膣の真下へ。**

②**両腕はWの形に、手のひらは外側に向け、肩甲骨を寄せる。**

③そのまま鼻から吸って口から吐く腹式呼吸を6回(1分)。

④逆も同じく繰り返す。

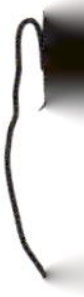

★ポイント

股関節をしっかり解放し、太ももをしっかり伸ばせているか確認すること。バランスがとりにくく、後ろに倒れそうになるときは、曲げた脚の踵《かかと》を上げても大丈夫です。

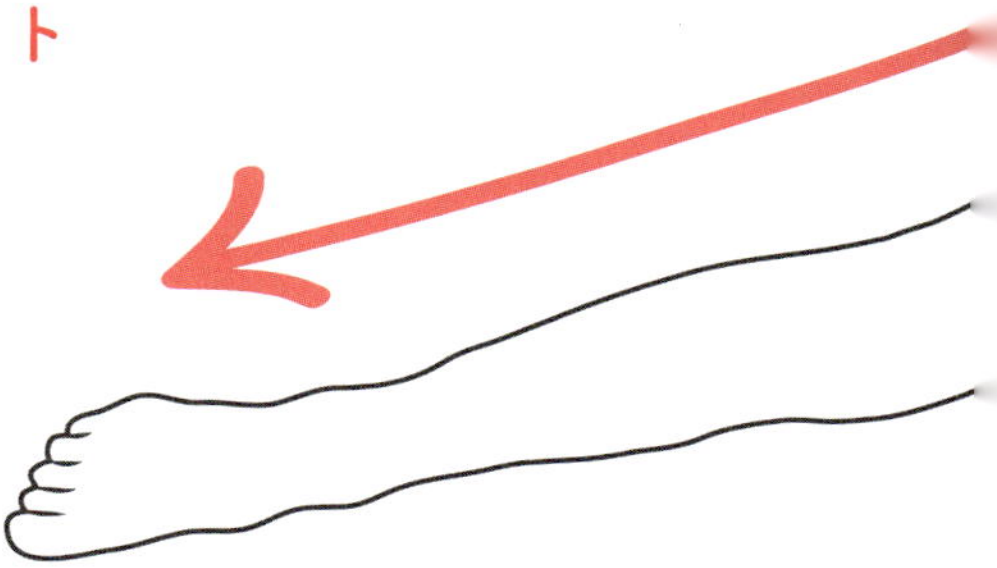

27
手

カーリーのポーズとは

破壊の女神カーリーをなだめるため、夫のシヴァ神がカーリーに踏みつけられている。タントラの世界では踏みつけられているだけでなく、シヴァの局部が挿入されているものも。つまり、女性が上位で自由に動くポーズです。

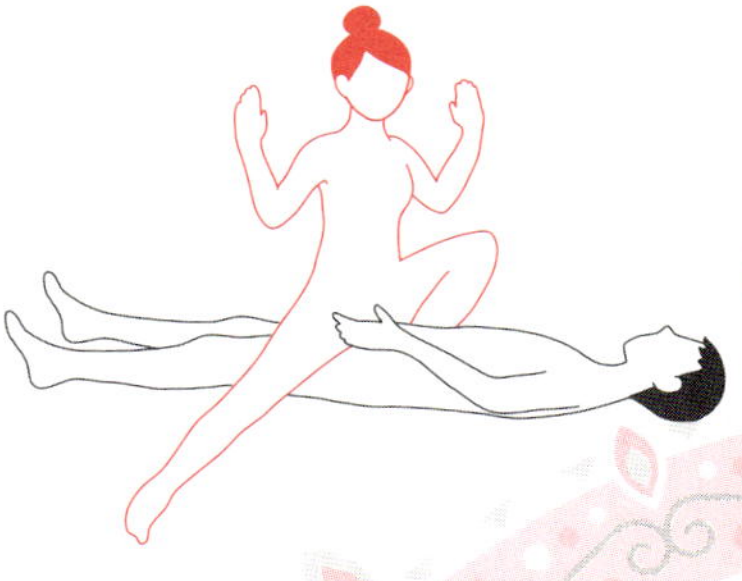

28手

女性が自由に動くさまを描く
楽器を持った英雄のポーズ

脚と脇のリンパの流れを促進して全身をすっきり＆脚力強化に

★効果・効能

- 体幹強化
- 腹筋強化
- 便秘予防
- 血巡りアップ
- バランス感覚強化

★ポーズのとり方

①脚を揃えたら**右脚を大きく前に出し、左脚を後ろへ引く。**

②右脚を曲げ、肛門と膣を締めて重心は膣の真下へおろす。

③**両腕を頭の後ろで組み、脇から二の腕を天井へ伸ばし、胸を引き上げる。**

④そのまま鼻から吸って口から吐く腹式呼吸を6回（1分）。

⑤逆も同じく繰り返す。

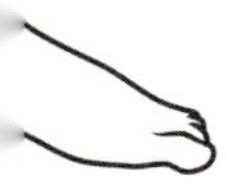

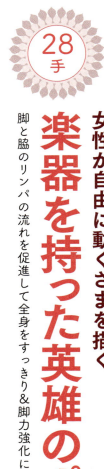

★ポイント

股関節をしっかり解放し、膝《ひざ》を曲げずに太ももが伸ばせているか確認しましょう。ぐらつくときはお腹にぐっと力を入れ、肘《ひじ》は上に脚は下に引っ張られているイメージで。

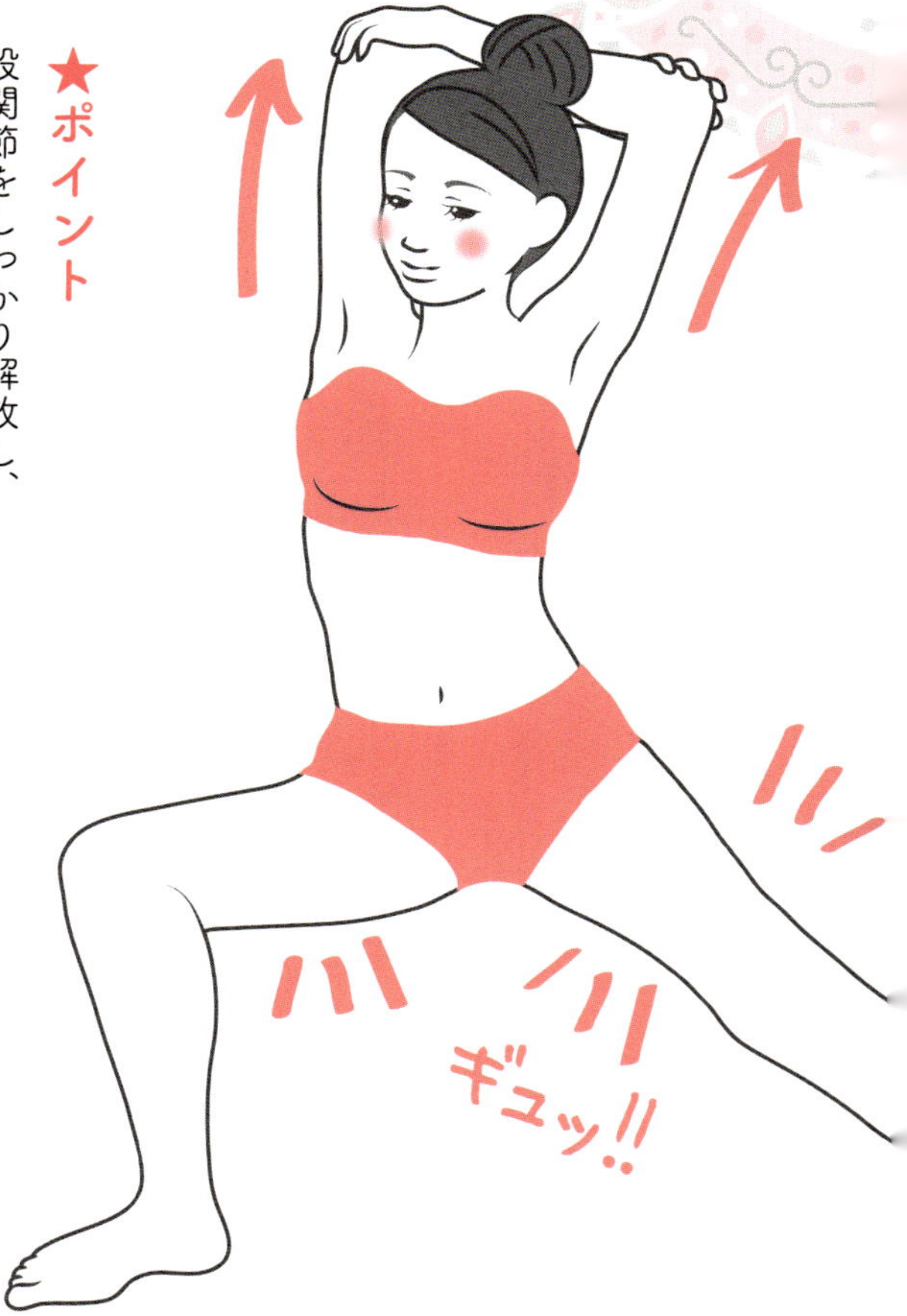

28手

楽器を持った英雄のポーズとは

英雄のポーズはシヴァ神の化身ヴィーラバドラを称えるものといわれていますが、カーマスートラでは女性がパートナーにまたがり、自由に動くポーズとして描かれています。

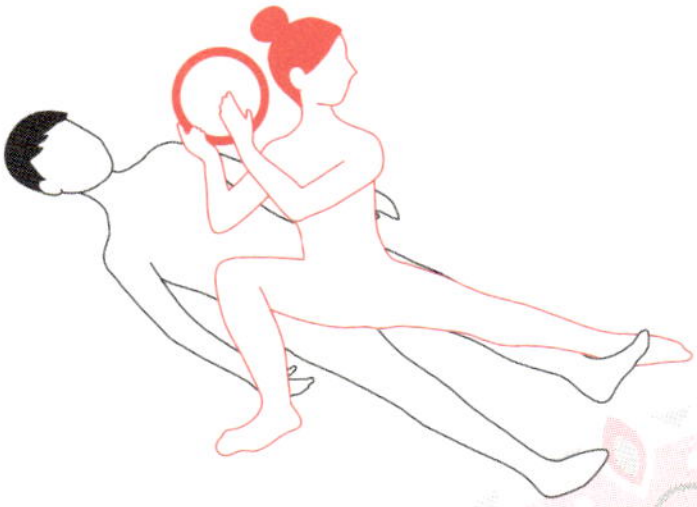

29
手

破壊の女王がかけている生首の首輪を表す
カーリーの首輪のポーズ

下半身の筋肉を鍛え、体力アップに
同時に柔軟性を高める

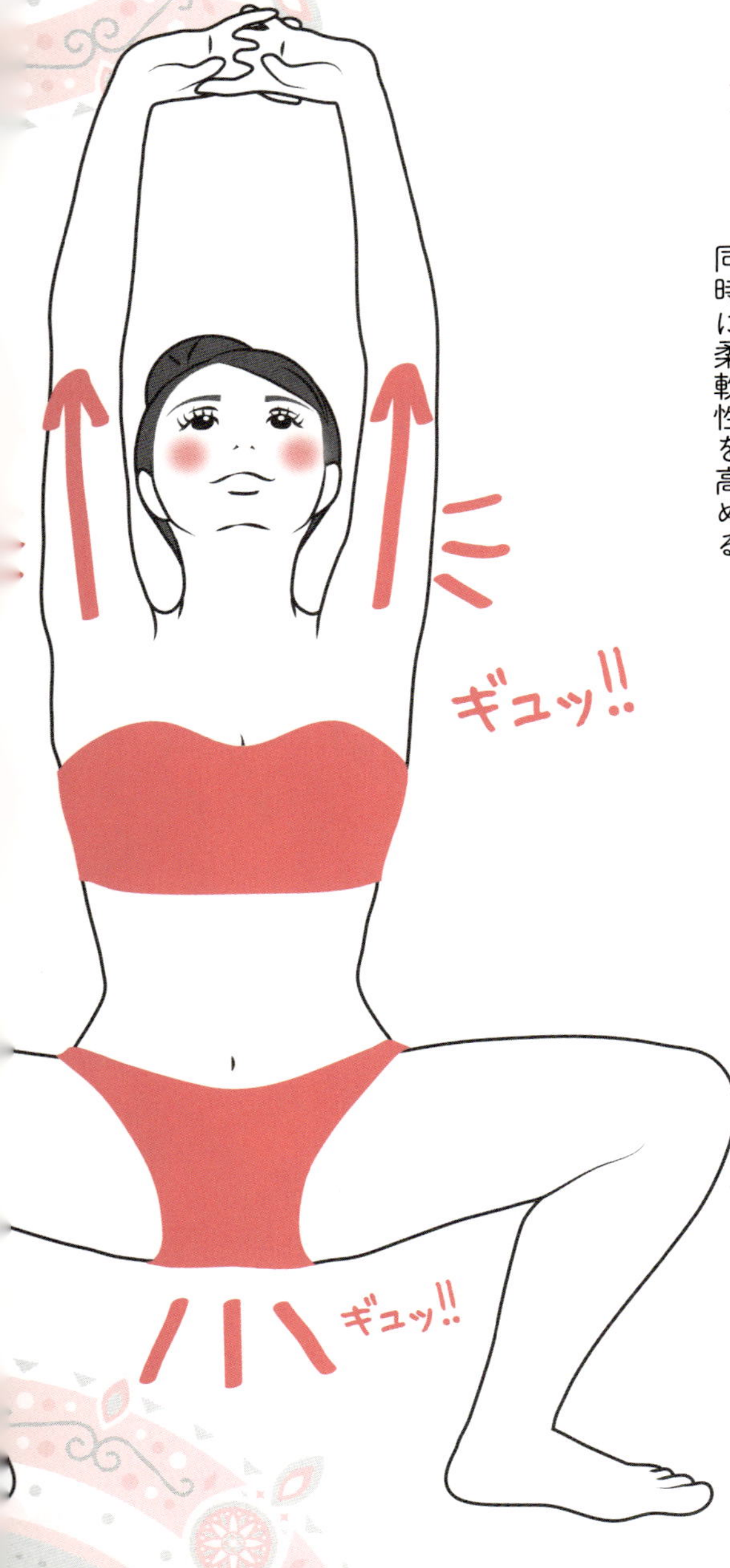

★ポーズのとり方

①肩幅より広く脚を広げて立つ。

②肛門と膣を締めたら、重心は膣の真下へおろしてしゃがむ。

③両手を組み、天井へしっかり伸ばし、胸を引き上げる。

④そのまま鼻から吸って口から吐く腹式呼吸を６回（１分）。

★ポイント

股関節をしっかり解放し、股関節に圧がかかっているか確認すること。腰を低くすればするほど太ももの負荷も高くなる。膝頭《ひざがしら》は前方ではなく横に向くように注意しましょう。

★効果・効能

- 脚力体力強化
- 股関節柔軟
- 下半身引締め
- 生理痛予防
- 二の腕引締め

29
手

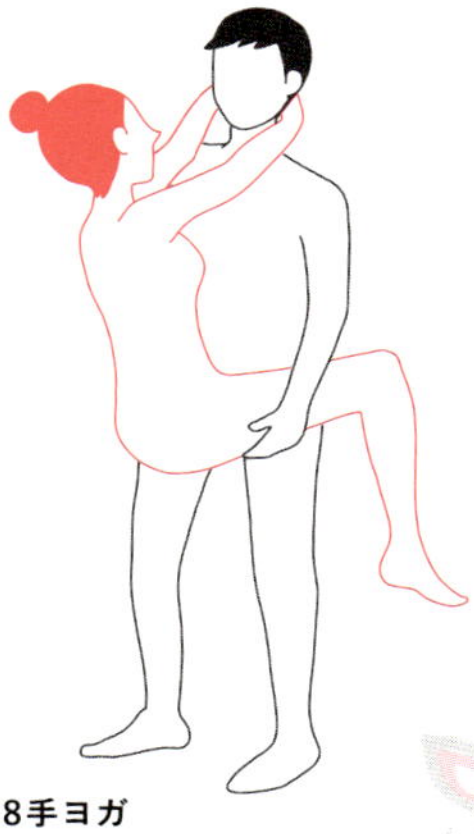

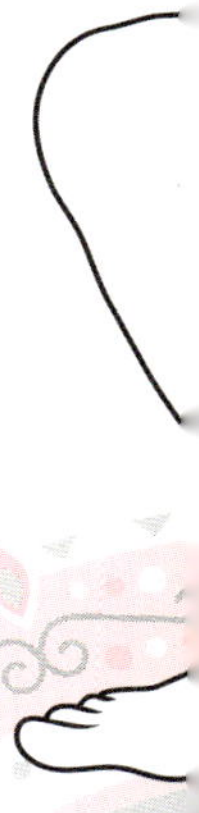

カーリーの首輪のポーズとは

破壊の女神カーリーは虐殺が大好きで、首にかけられた生首のネックレスをポーズで表現。パートナーとは、いわゆる“駅弁”のポーズでフィットします。

30手

空へまっすぐ立つ大きな木の体位
木のポーズ

集中力とバランス感覚を養い骨盤を正しい位置に戻す

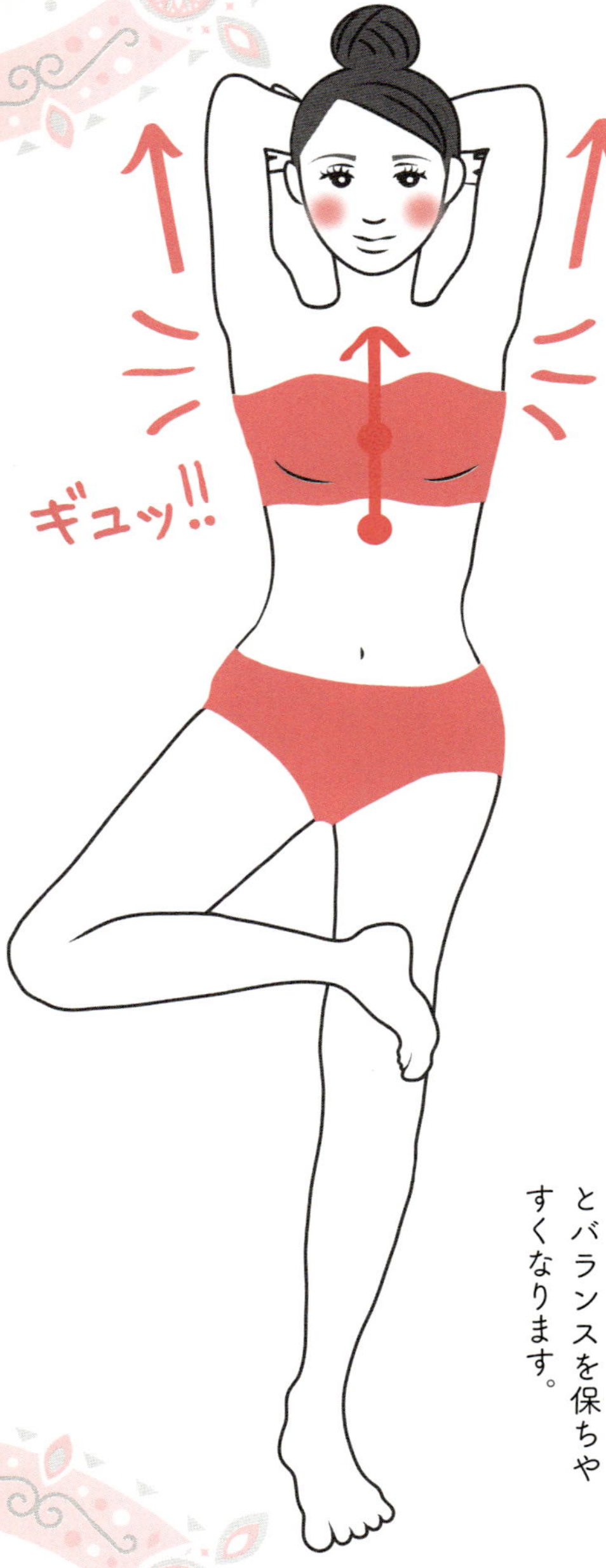

★ポイント

カラダがグラグラしないように、重心に集中すること。また、足が落ちてしまう人は上げた脚と軸脚を押し合うようにするとバランスを保ちやすくなります。

★ポーズのとり方

①脚を揃えて直立する。

②左脚に重心をのせ、右脚を曲げて足の甲を膝《ひざ》の上に置く。

③肛門と膣を締めてバランスをしっかりとる。

④両腕は頭の後ろで組み、脇から二の腕を天井へ伸ばし、胸を引き上げる。

⑤そのまま鼻から吸って口から吐く腹式呼吸を6回（1分）。

★効果・効能

脚力体力強化

股関節柔軟

下半身引締め

生理痛予防

二の腕引締め

バランス感覚

30手

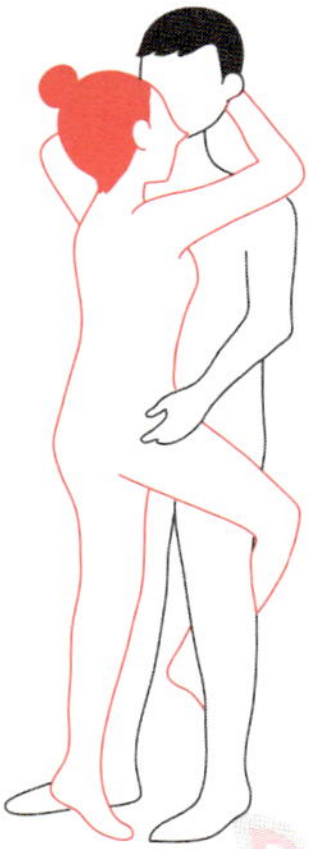

木のポーズとは

ヨガで有名な木のポーズですが、パートナーと行うときは向かい合って、パートナーに支えられながらフィットするポーズです。股関節を開くため密着度が高くなります。

バストアップ・こりケア編

こんな、症状ありませんか？

・胸が垂れてきた
・背中がこる
・呼吸が浅い、または苦しい
・日ごろから姿勢が悪い

〝バストケア〟というと、胸の垂れ下がりや、育乳に意識がいきがちですが、実はそれだけではなく、姿勢、疲労回復にまで影響してくるのです。胸の垂れ下がり防止には、まず胸の脂肪を支える胸筋を鍛え、血巡りやリンパの流れをよくすることが大切になってきますので、姿勢を正す必要があります。それと同時に、肩甲骨を寄せ、首やデコルテを広げるストレッチも行っていくことで、胸周りの血巡り、リンパの流れがよくなるだけでなく、首や背中のこり解消も期待できます。

「女性性あふれるセクシーなオーラ」は〝デコルテ〟にかかっています。いかに美しくデコルテを魅せるかによって、相手への印象も180度変わるのです。

背中を丸めて胸を窮屈にすると胸の垂れ下がりの原因になるので、胸を上から引っ張られるように立ててデコルテを広げ、首を長く見せましょう。胸がきれいに見えるだけでなく、自信あふれる女性という印象になります。女性は自信あふれるときに輝くものです。

そのほか、喘息やCOPD（慢性閉塞性肺疾患）で呼吸が苦しいという方は、胸筋を広げると肺の活動がしやすくなるので、胸筋や肩甲骨周りのストレッチは生活のクオリティを上げるのにもとても有効的です。肺のパフォーマンスが高まると呼吸が深くなり、腹式呼吸も楽になるのでカラダがリラックスしやすくなり、酸素を全身に運べるので、疲労回復にもつながっていきます。さらに、この項目では、肩甲骨を寄せて背中を引締めていくので、背中のブラ線からのハミ出し肉が気になるという方にもオススメの内容になっています。下着が食い込む、薄手のシャツがきれいに着られない……などでお悩みの方は、めいっぱい肩甲骨を引き寄せて背中をシェイプしていってください。

肩甲骨を寄せて肩の可動域を広くしていくと、カラダも温まりやすくなり、代謝を上げる近道にもなりますので、いいこと尽くめですよ。

31手

女神が横たわる美しいリラックス姿勢
うなだれる女神のポーズ

横になった体勢で首と肩のストレッチ。自律神経を整える効果もあり

★効果・効能

- 首こり解消
- 肩こり解消
- リラックス
- 自律神経調整

★ポーズのとり方

①右脇を床にし、脚を揃えて横になる。

②右肘《ひじ》を肩の下にくるように立て、頭の重みで首を肩へ下げる。

③首筋を伸ばすように、左肩を左端の方へ引っ張る。

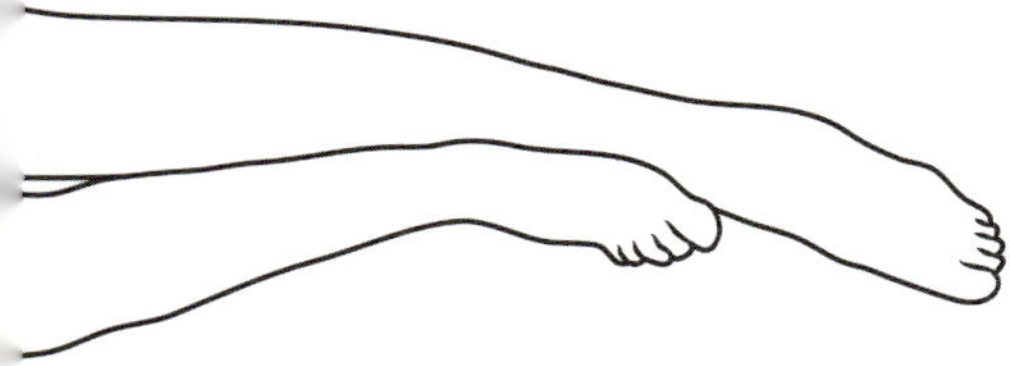

④そのまま鼻から吸って口から吐く腹式呼吸を6回（1分）。
⑤逆側も繰り返す。

★ポイント
無理に首を曲げると筋を痛めてしまうので、首はあくまでも頭の重みだけで自然に下げるようにしましょう。また、頭は真横に下げることを意識してください。

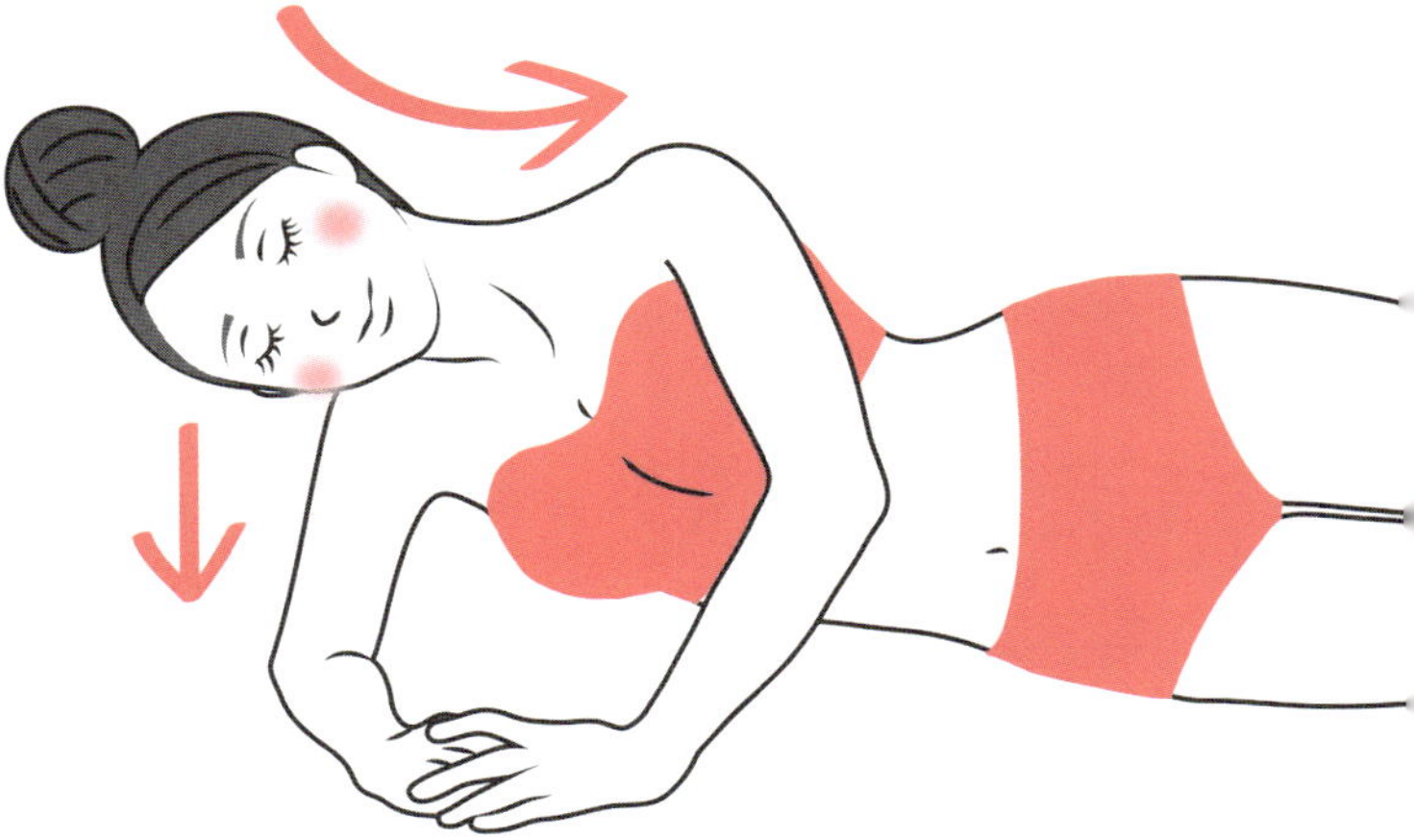

31手

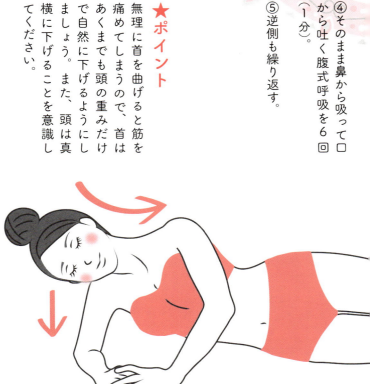

うなだれる女神のポーズとは

仰向けになったパートナーに、うなだれた女神のように横になって愛撫をするポーズです。女性は首を痛めないように加減をしながらパートナーと楽しみましょう。

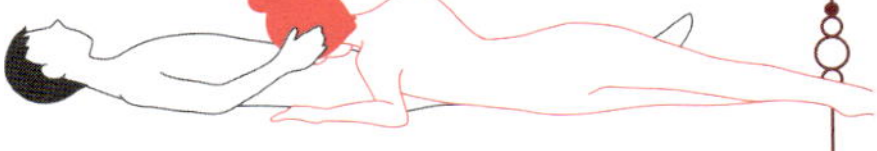

32手

蛇のようにしなやかに動く
頷《うなず》く蛇のポーズ

首のこわばりをほどき甲状腺ホルモンも活性化

★ポーズのとり方

①うつ伏せになり、肛門と膣を締める。

②**両肘《ひじ》を肩の下にくるように立て、腕は90度にする。**

③**喉を伸ばす**ように、4秒で息を吸いながら頭を上に向け、その後4秒で息を吐きながら頭を下げ、首の後ろを伸ばす。

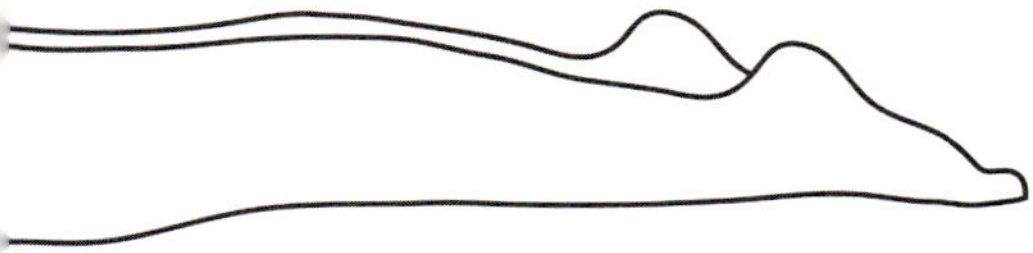

★効果・効能

- 首こり解消
- リラックス
- 自律神経調整
- 甲状腺ホルモン

★ポイント

勢いよく首を動かすと筋を痛めてしまうので、呼吸を忘れずにゆっくり行うようにしましょう。肘で起こした際に腰に痛みを感じた人は気をつけてポーズをとりましょう。

④鼻から吸って口から吐く腹式呼吸をしながら約1分繰り返す。

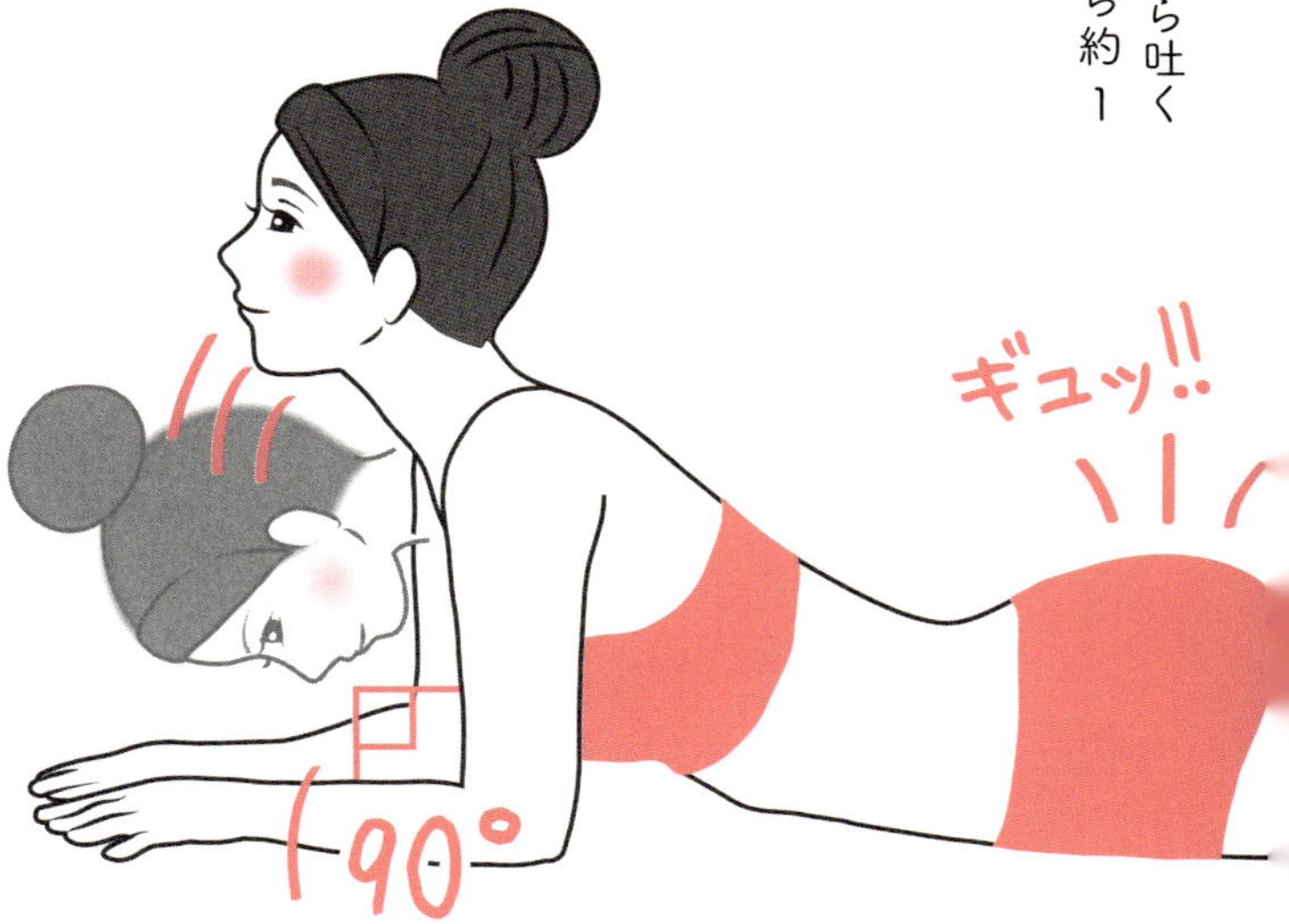

32
手

頷く蛇のポーズとは

仰向けになったパートナーの股の間でうつ伏せになり、首を振るスネークのように愛撫するポーズです。女性の手は男性の腰の下に入れると、股間までの距離が短くなります。

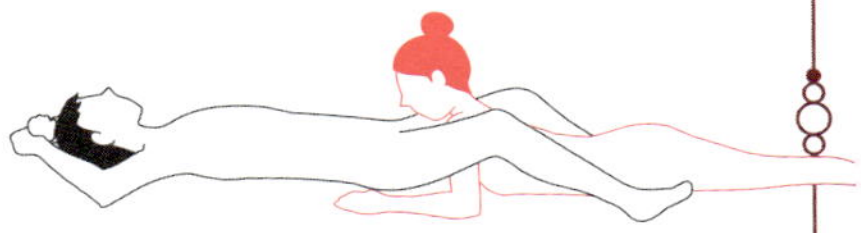

33 手

男性を蝶のように愛撫するポーズ

蝶のポーズ

肩甲骨を意識することで胸もキレイに魅せる

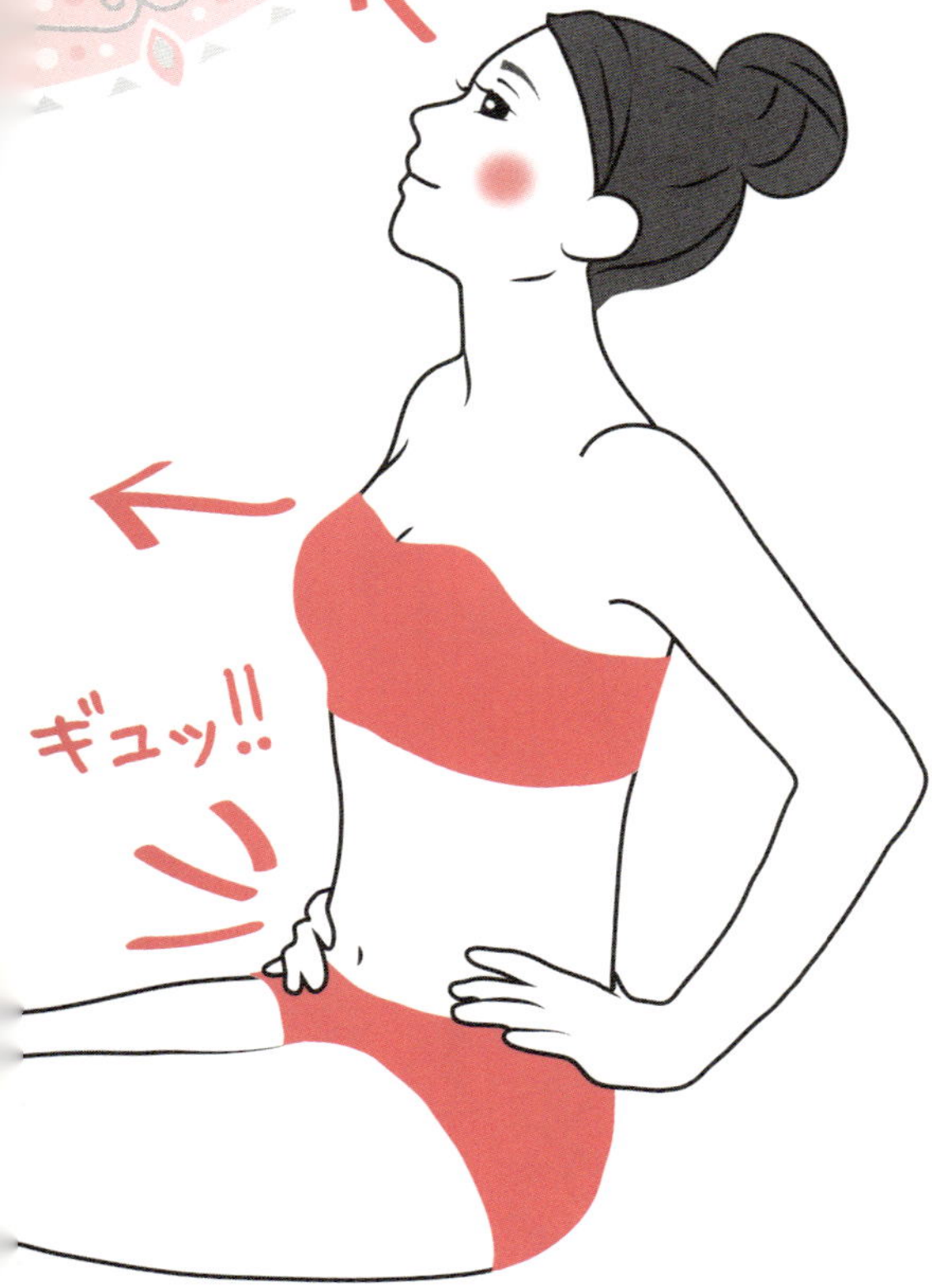

★効果・効能

首こり解消

肩こり解消

上半身引締め

バストケア

★ポイント

普段なかなか肩甲骨を動かすことはありません。しっかり肩甲骨を寄せることを意識することで、肩甲骨周りの筋肉も動かせるのはもちろん、胸筋も伸ばせます。

★ポーズのとり方

①長座（脚を揃えて前に伸ばす）になり、腹筋、肛門、膣に力を入れて上半身を支える。

②両手は腰へ置き、肩甲骨を寄せながら肘《ひじ》を後ろへ引く。

③胸は天井へ引っ張るように上げ、目線も天井へ。

④そのまま鼻から吸って口から吐く腹式呼吸を6回（1分）。

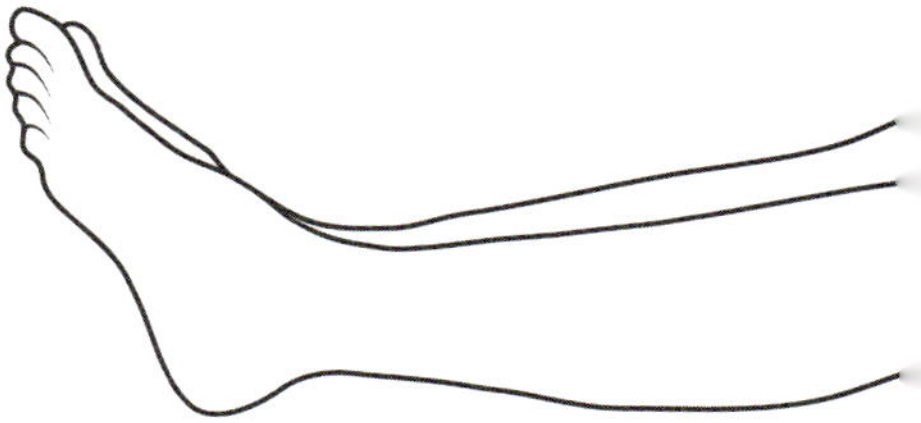

33手

蝶のポーズとは

立ち姿勢のパートナーと向かい合うように座り、陰茎の裏側を愛撫するポーズです。蝶のようにばたばたと愛撫するとカーマスートラには記載されています。

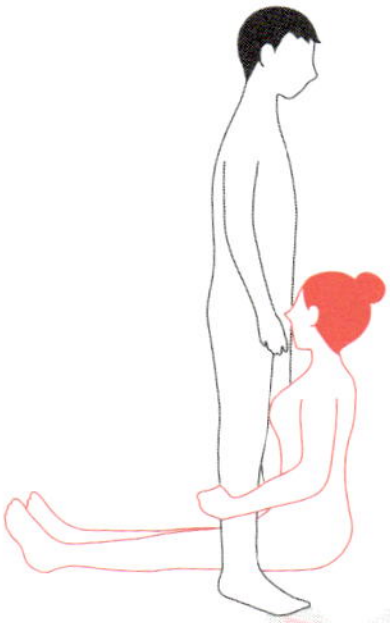

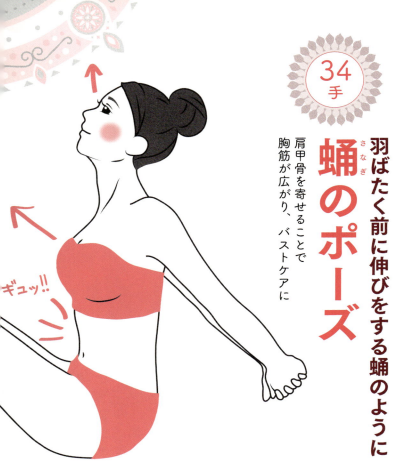

34
手

羽ばたく前に伸びをする蛹のように
蛹《さなぎ》のポーズ

肩甲骨を寄せることで
胸筋が広がり、バストケアに

★効果・効能

首こり解消
肩こり解消
上半身引締め
バストケア
二の腕引締め

★ポーズのとり方

①**軽く両膝《ひざ》を立てた状態の長座**（脚を揃えて前に伸ばす）になり、腹筋、肛門、膣に力を入れて上半身を支える。

②**両手は背中の後ろで組み、肩甲骨を寄せながらさらに後ろへ引く。**

③**胸は天井へ引っ張る**ように上げ、目線も天井へ。

④そのまま鼻から吸って口から吐く腹式呼吸を６回（１分）。

★ポイント

しっかり肩甲骨を寄せ、胸を引き上げる。骨盤が前傾すると猫背気味になり肩甲骨が寄せにくくなるので、骨盤をしっかり立てるように意識しましょう。

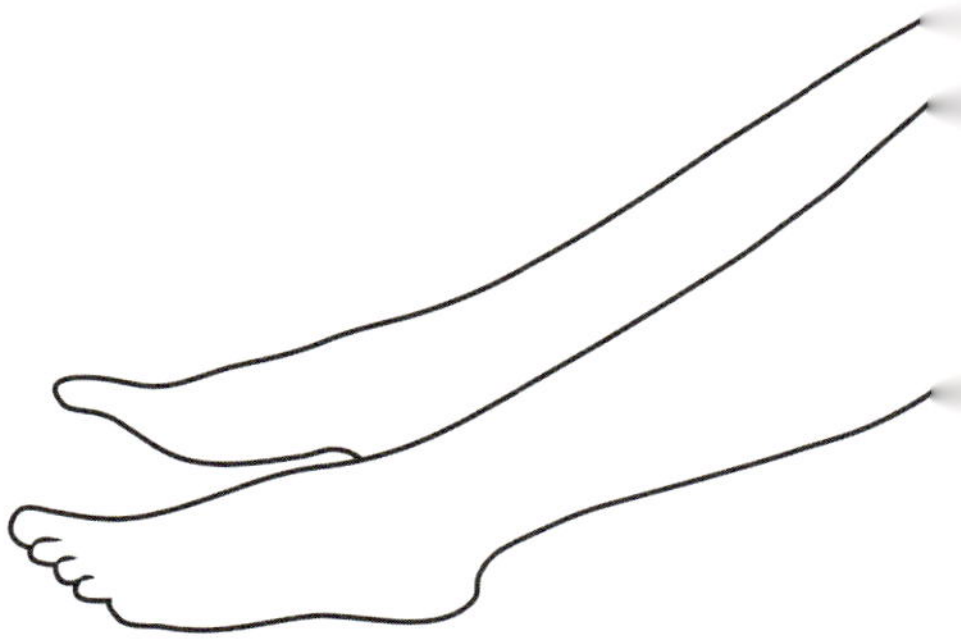

34
手

蛹のポーズとは

パートナーと向かい合い、パートナーを両太ももで挟むようにしてフィットするポーズです。なるべくパートナーと密着し、ふたりで蛹のようにひとつになります。

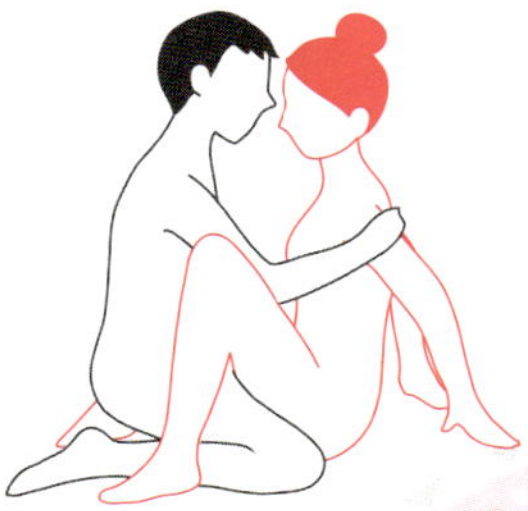

35手

後屈させた胸がラクダの背中のよう
ラクダのポーズ

カラダの前面をまんべんなくストレッチ
猫背、反り腰、姿勢の改善にも

★効果・効能

肩こり解消
全身引締め
バストケア
リラックス
姿勢改善

★ポーズのとり方

①膝《ひざ》立ちになり、肩幅に膝《ひざ》を開く。

②腹筋、肛門、膣を締めたら、両手で踵《かかと》をつかみ、上半身を後ろへ反らせる。

③さらにお尻を締めて、胸は天井へ引っ張るように上げ、目線は後ろへ。

④そのまま鼻から吸って口から吐く腹式呼吸を6回（1分）。

★ポイント

しっかり腹筋とお尻に力を入れてから上体を反らせるように。腰痛やカラダのかたい方は無理をしないでください。手が踵《かかと》に届かない人は、腰に手を当てて後屈しましょう。

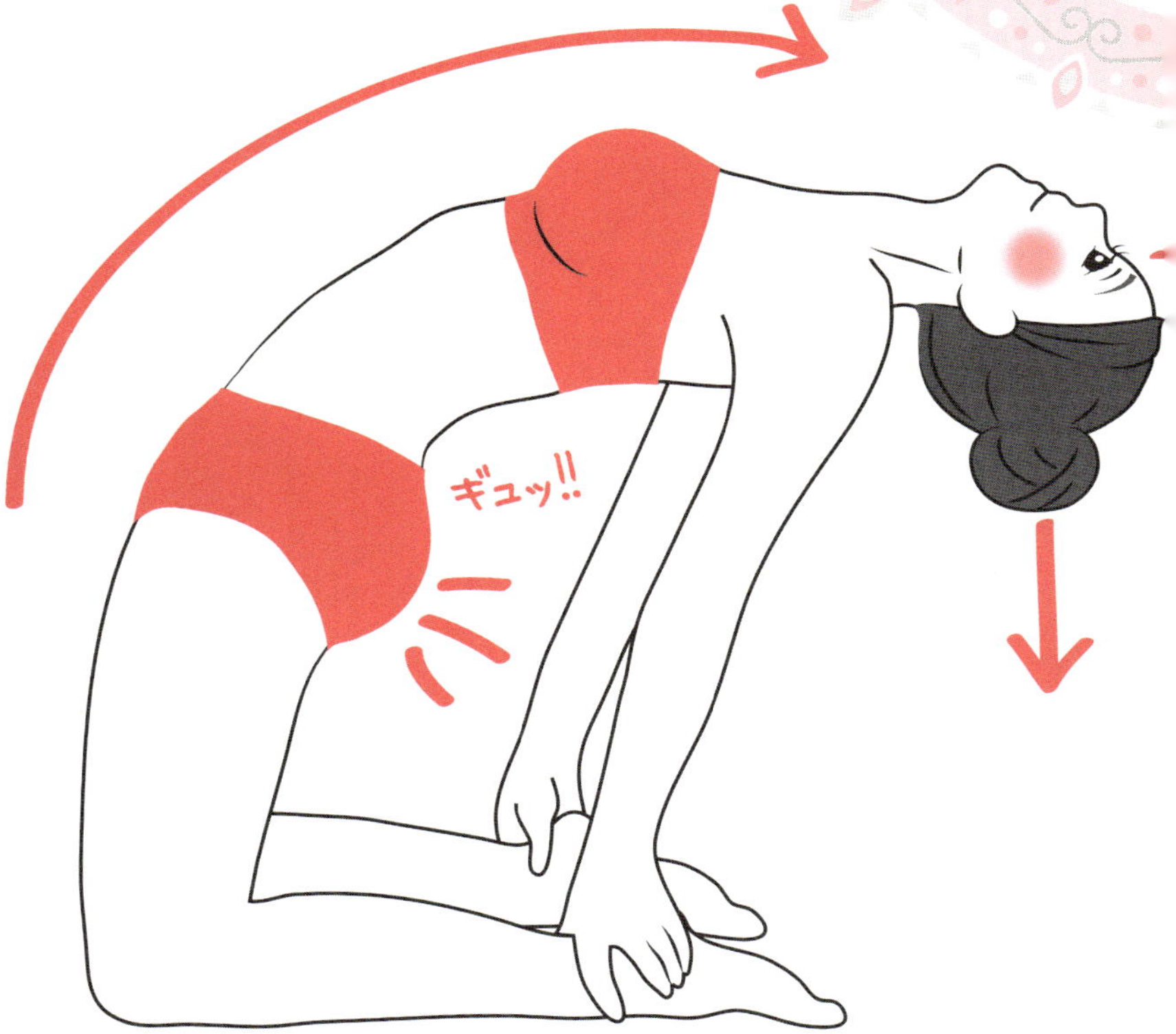

35
手

ラクダのポーズとは

ヨガで有名なポーズですが、カーマスートラでは、ラクダのポーズになった女性の上に、宙に浮くようにパートナーが覆いかぶさりフィットする神業です。無理は禁物ですよ。

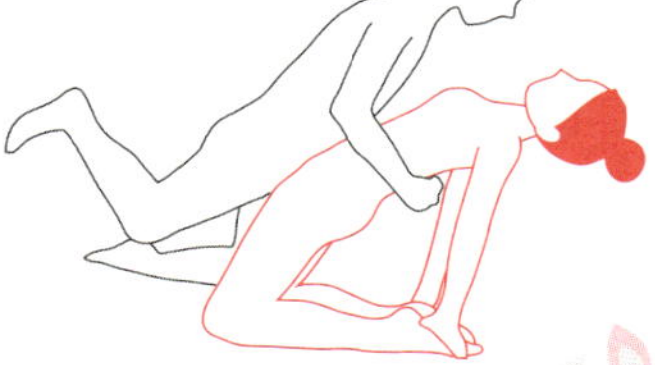

36
手

内に秘められた野生を解放する体位
牡牛《おうし》のポーズ

腰を反らせ、頭を上げることで胸筋のトレーニング&バストケアに

★ポーズのとり方

①手が肩の真下にくるように四つん這いに。

②腹筋、肛門、膣に力を入れて、お尻を天井へ引っ張るように背中を反らせる。

③首を長くするように頭を上げ、目線はまっすぐ前へ。

④そのまま鼻から吸って口から吐く腹式呼吸を6回（1分）。

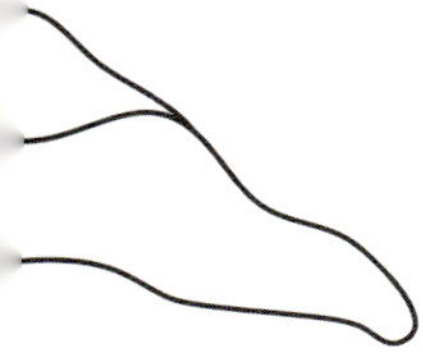

★効果・効能

背中のこり解消

上半身引締め

バストケア

★ポイント

しっかり腰を反らす際に、へそを床に近づけることをイメージすると、より腰を深く反らせることができます。手と膝《ひざ》でも、ぐっと床を押すことを意識しましょう。

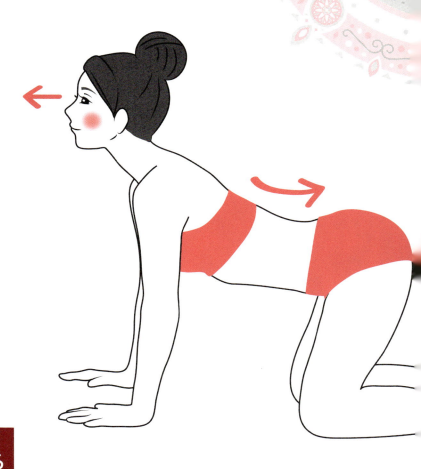

36
手

牡牛のポーズとは

“女性は野獣のように腹ばいに。パートナーは牡牛のように背後から”とカーマストラに描かれる、人間に備わった野生を解放させるポーズです。

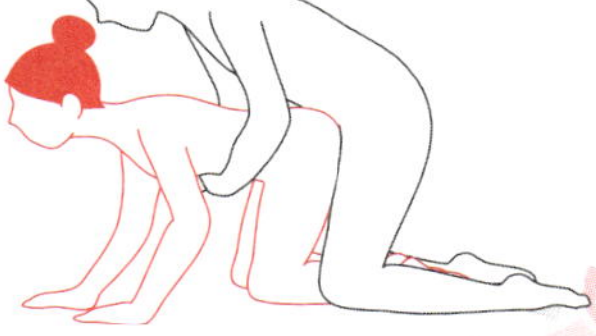

リラックス編

・寝つきが悪い、眠りが浅い
・倦怠感がひどい
・胃がキリキリ、胸やけがしやすい
・めまいやふらつきがある
・イライラや不安感がある
・下痢や便秘を繰り返す

このような症状のある方は、ストレスを発散できていないだけでなく、常に活動モードの交感神経が優勢に立ち、心身をオフにすることが苦手なタイプかもしれません。ホルモン活性編でもお話しした通り、**「上手にリラックスする」のはなによりも大切です。**自律神経を整えたり、消化器の活動を促したりするのは、心身がリラックスしているときに優位な副交感神経ですので、常に活動モードでは内臓がうまく働きません。

この項目では、リラックスするのが苦手な方でも、意識的に神経をほぐしていただける内容になってます。全身の力を抜くところからはじまり、太ももの筋肉をしっかり伸ばして血巡りを促し、睡眠の質を上げ、カラダの緊張をほぐす「ゆれるポーズ」などが組み合わされています。ポージングを長めにやっていただくとより効果的です。緊張が解けるこれらのポーズは、性交痛にお悩みの方にもオススメです。

カラダをリラックスさせ、脳がリラックスすると、脳内でシナプスの伝達が活性化し、イノベーションを起こしやすくなるので、脳活にもつながります。自律神経を整えるということは疲労回復と脳の活性化の近道になります。

リラックスをするのが苦手という方に多く見受けられるのが、コーヒーや紅茶などのカフェイン、そしてアルコールの過剰摂取です。カラダは14時をすぎるころから徐々に睡眠ホルモンが増えるといわれています。そこへカフェインを摂取してしまうと、睡眠ホルモンによるリラックス効果が遮断され、整おうとしていた体内時計が狂ってしまうのです。ですので、なるべく14時以降のカフェイン摂取は控えたほうがいいでしょう。また深酒をすると、お酒が抜けたころに脳が冴えて深夜に目が覚めてしまい、再度寝られないという方も多いようです。深酒後に寝落ちするのは睡眠ではなく、失神ともいわれていますし、目が冴えて交感神経が刺激されるので、飲酒もほどほどに抑えるのが理想的でしょう。

37手

牛のように大きく四つん這いに

雄牛《おうし》の交わりのポーズ

力みやすい上半身を意識的にリラックスさせて神経をほぐす

★効果・効能

首こり解消

肩こり解消

リラックス

血巡り

★ポーズのとり方

①肩幅よりやや広く脚を広げて直立する。

②腹筋、肛門、膣を締めたら、ゆっくり上半身を前屈させる。

③上半身の力を抜いて、頭のてっぺんが床に平行になるようにする。

④そのまま鼻から吸って口から吐く腹式呼吸を6回（1分）。

★ポイント

上半身を完全に脱力させてリラックスを促します。また、頭を下げて脳の血行をよくすることで、ストレス軽減や疲れを解消します。

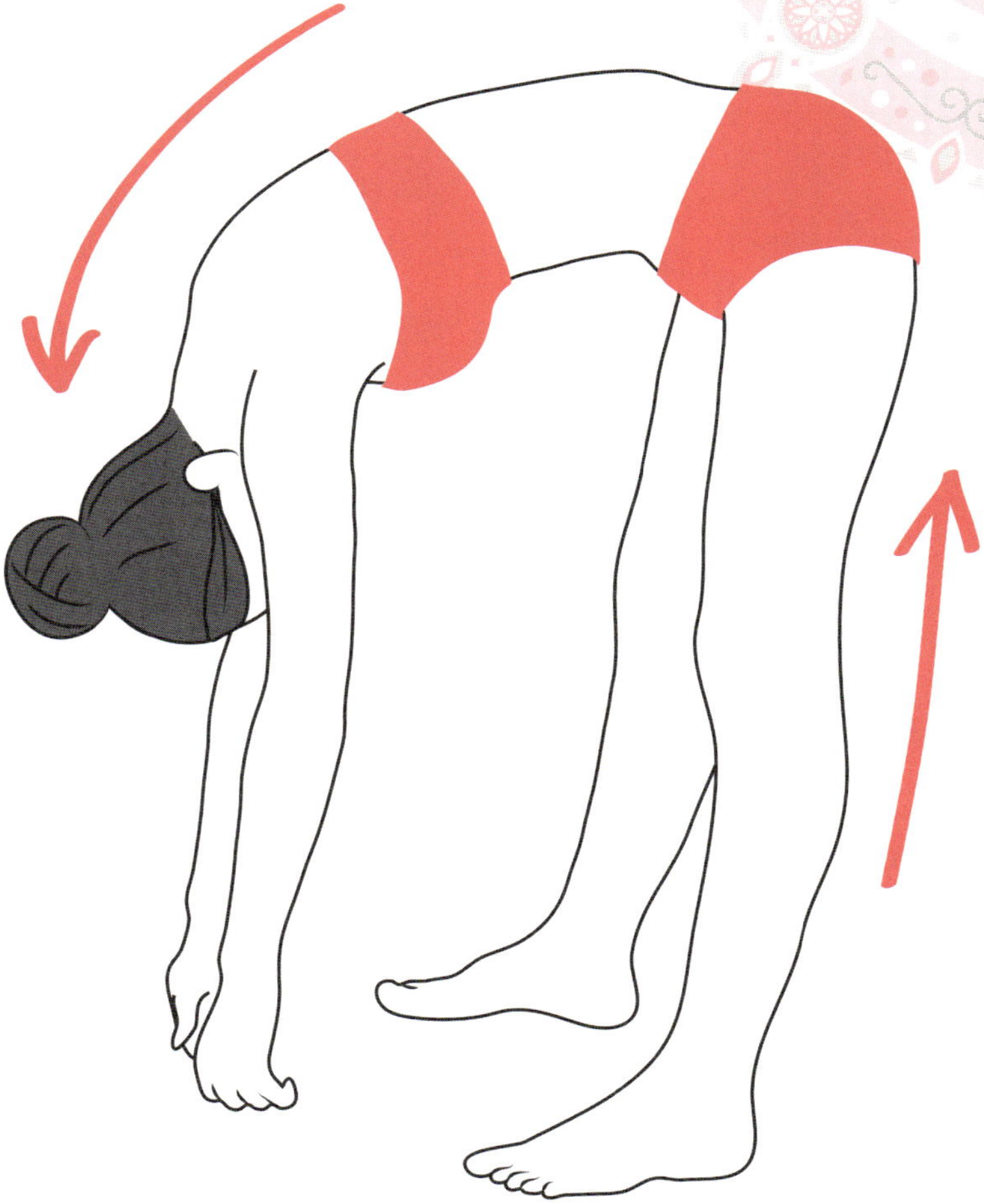

雄牛の交わりのポーズとは

37
手

四つん這いになった女性の背後からパートナーがフィットするポーズです。カーマスートラでは雄牛の性交になぞらえたポーズですが、日本では「仏壇返し」といわれています。

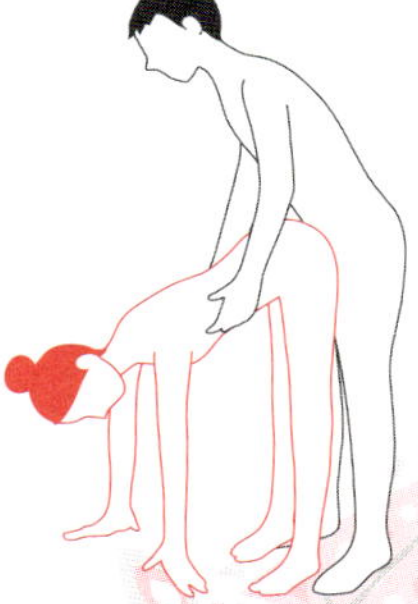

38
手

すりこぎを回す動きを模した姿勢
すり鉢のポーズ

ゆっくり大きく回すことで血が巡り
カラダが温まりリラックス効果が高まる

★効果・効能

体幹強化
血巡り
リラックス

★ポーズのとり方

①仰向けになり、両手はへそ下の丹田へ。

②両膝《ひざ》を揃えて、腹筋、肛門、膣を締めながら膝《ひざ》は胸へ寄せる。

③膝《ひざ》を揃えたまま、両膝《ひざ》を右から左へ大きくゆっくり6回まわす。

④左から右へも6回同じくまわす。

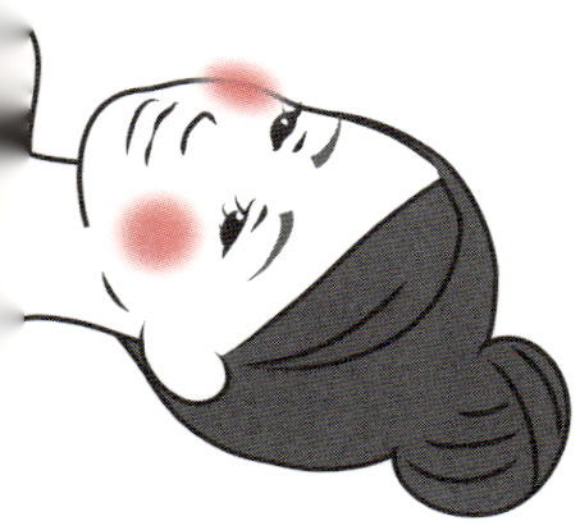

★ポイント

1周4秒くらいのスピードでまわしましょう。腹筋を使って脚をまわすと、より体幹強化の効果があります。脚の動きに集中して呼吸が止まりがちなので、注意をして。

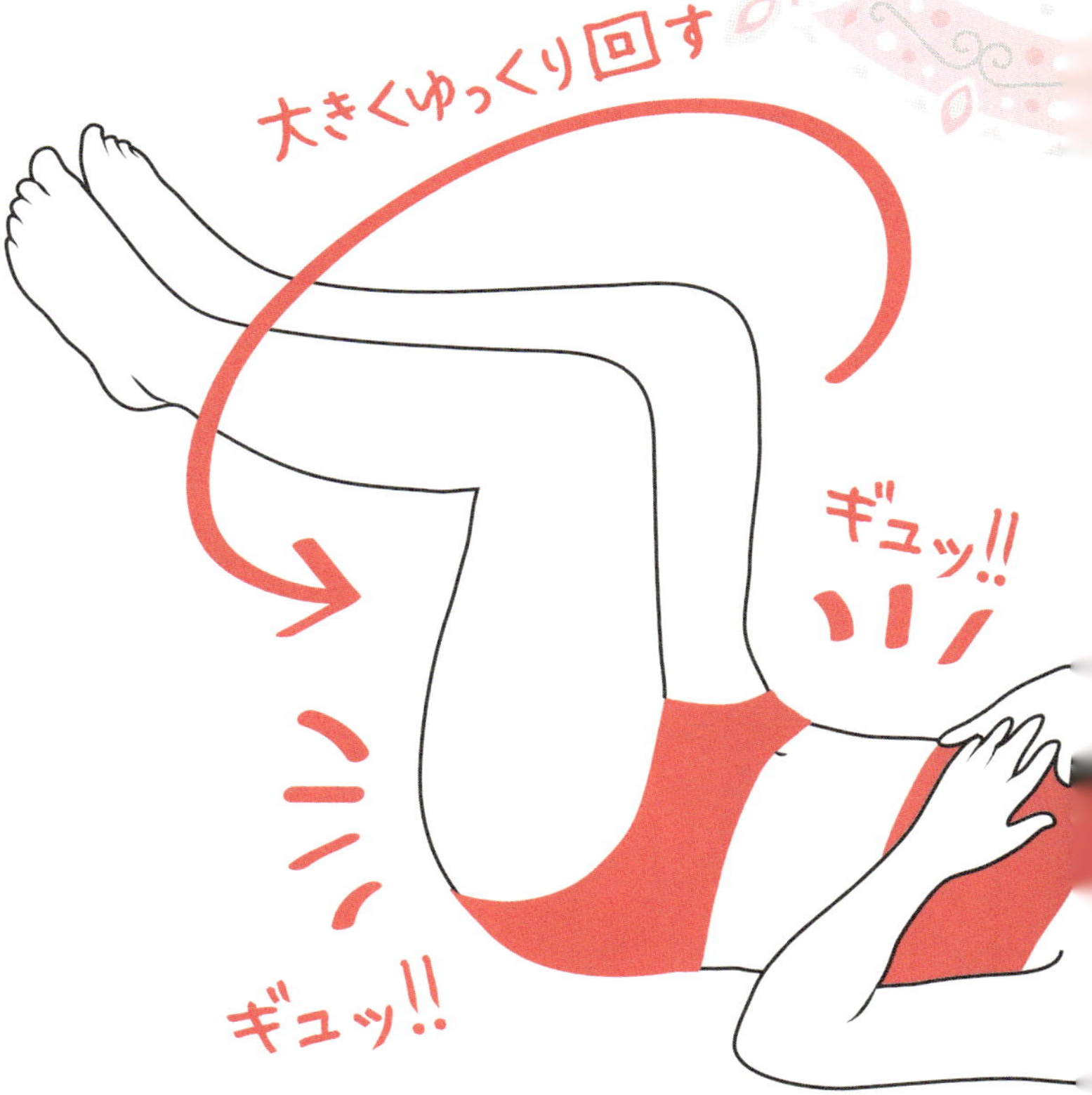

38
手

すり鉢のポーズとは

仰向けでパートナーを受け入れるポーズです。すり鉢の中でまわるすりこぎのように脚を動かしながらパートナーにフィットすることでさまざまな角度から感じることができます。

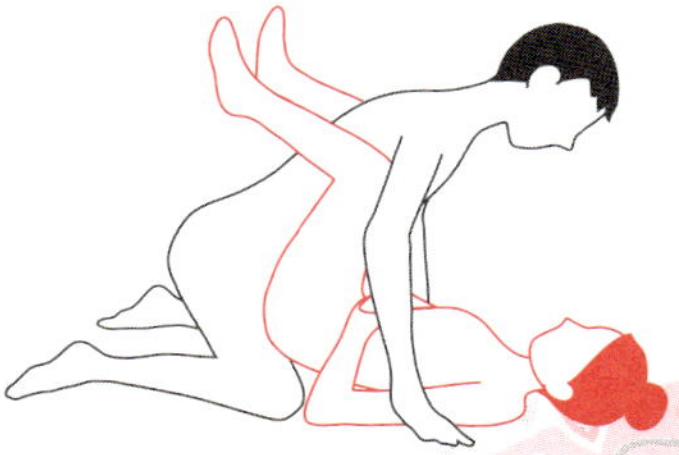

リラックス編

39手

カラスの愛し合う姿をモチーフに
カラスの交わりのポーズ

大きな太ももの筋肉をストレッチして血巡りをよくし、睡眠の質を高める

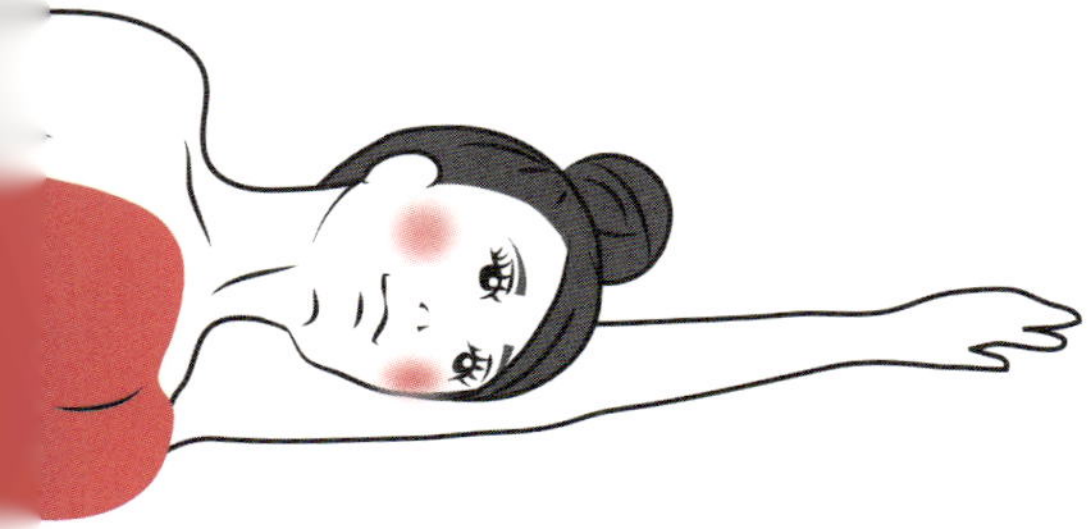

★ポーズのとり方

①左脇を床にし、脚を揃えてまっすぐ横になる。

②左手は伸ばし、右脚を後ろへ曲げて、右手で右足首をつかむ。

③肛門、膣を締めたら右手で右足を後ろへ引っ張り太ももを伸ばす。

④そのまま鼻から吸って口から吐く腹式呼吸を6回（1分）。

⑤逆脚も同じく繰り返す。

★効果・効能

リラックス

睡眠の質アップ

浮腫み解消

美尻

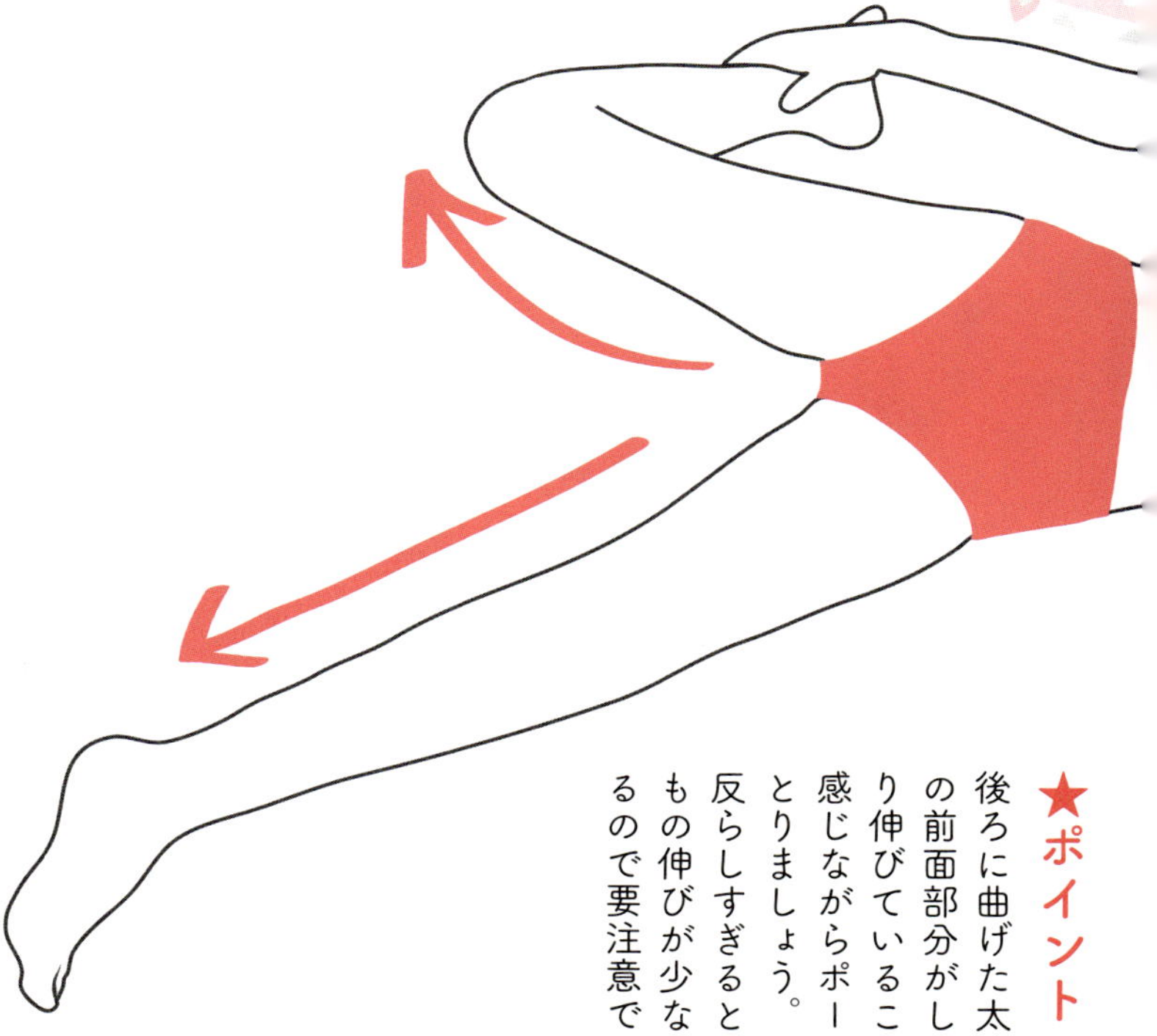

★ポイント

後ろに曲げた太ももの前面部分がしっかり伸びていることを感じながらポーズをとりましょう。腰を反らしすぎると太ももの伸びが少なくなるので要注意です。

39
手

カラスの交わりのポーズとは

横になりながらパートナーといわゆる「69」の体勢で向かい合い、お互いに愛撫するポーズです。日本の四十八手では「二つ巴」という名前でよばれています。

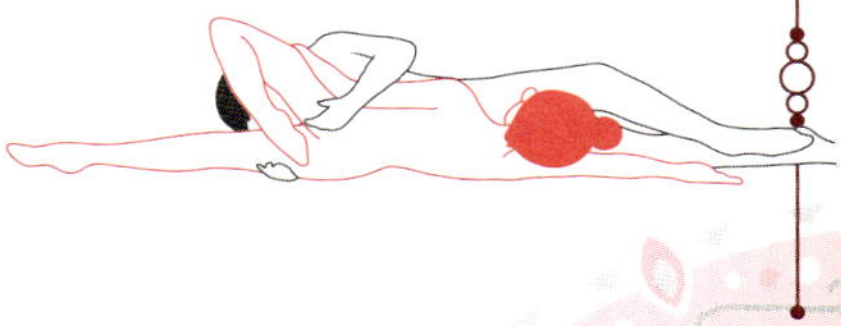

40手

ワニが左右にしっぽをゆらす動作
ゆれるワニのポーズ

腰周辺を重点的にストレッチして心身ともにほぐれて自律神経を整える

リラックス編

★効果・効能

リラックス
自律神経調整
安心感
睡眠の質アップ

★ポーズのとり方

①うつ伏せになり、軽く脚を開く。

②両手はおでこの下に重ねておき、体重を床に沈めるように全身の力を抜く。

③力を抜ききったら、お尻だけ左右にゆっくりゆらゆらゆらす。

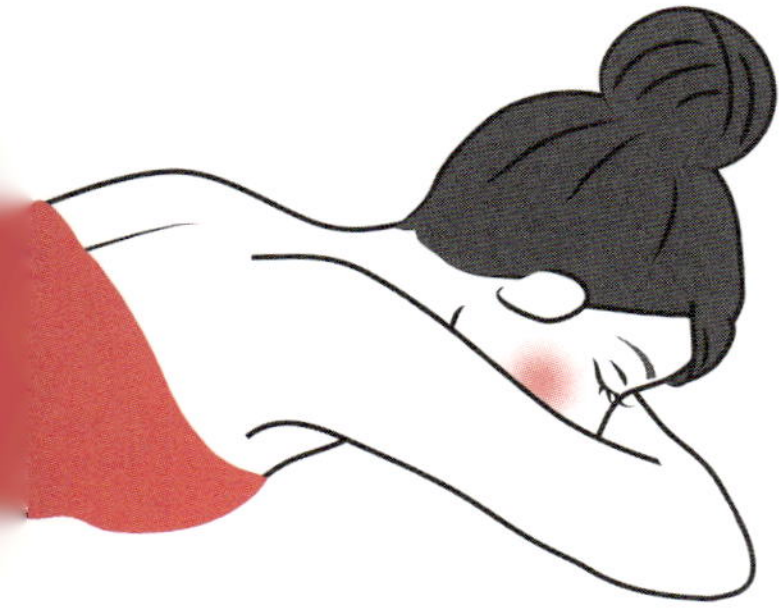

④鼻から吸って口から吐く腹式呼吸を繰り返しながら1～2分ゆれる。

★ポイント

とにかく全身の力を抜いてリラックスすることが重要です。特にお腹の力を抜くと、お尻を振る感覚がつかみやすくなります。睡眠前に行うとリラックス効果が高まります。

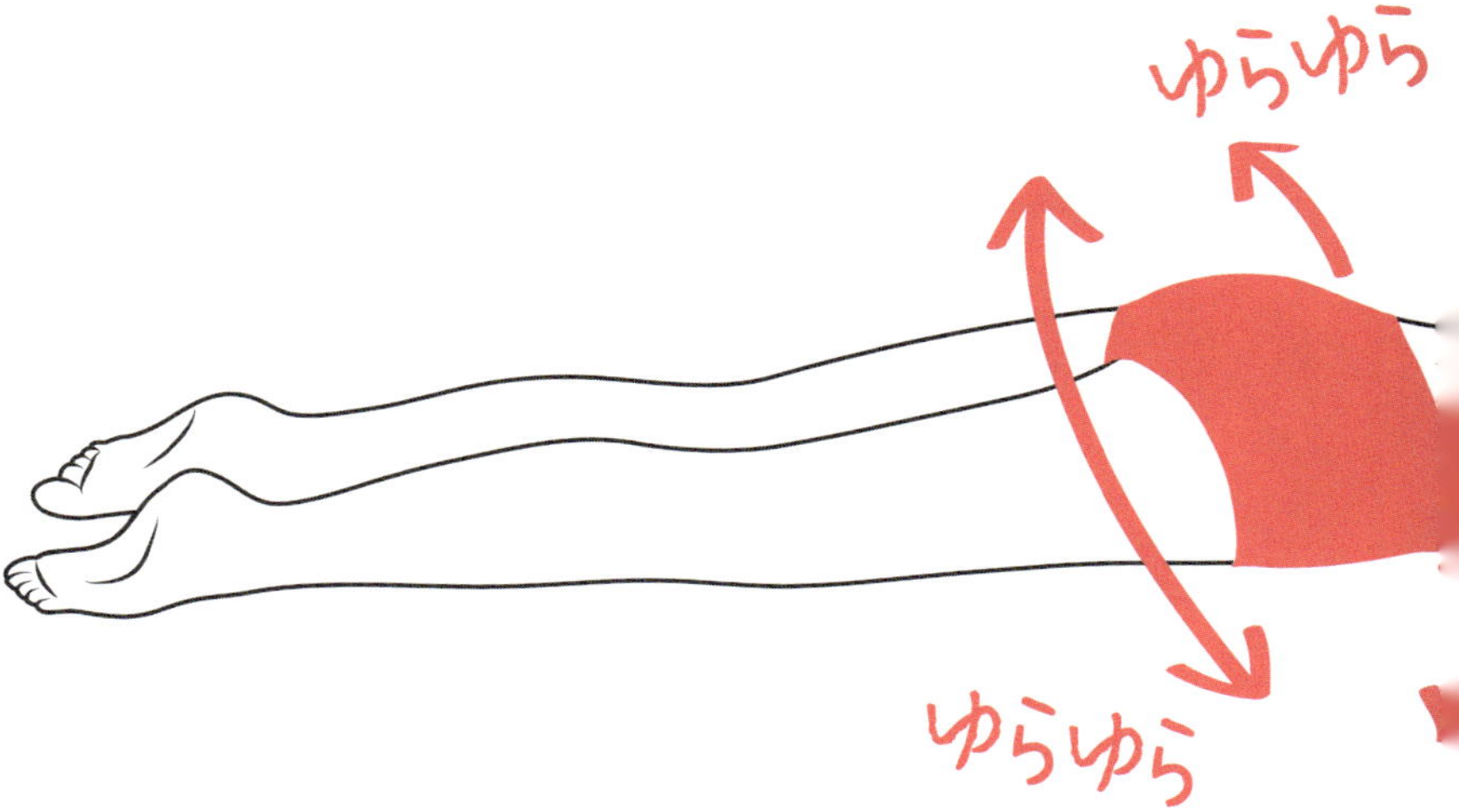

40手

ゆれるワニのポーズとは

うつ伏せになった女性の背後からパートナーがフィットするポーズです。男性は深く入り込むと同時に太ももに圧をかけることでより快感を強くすることができます。

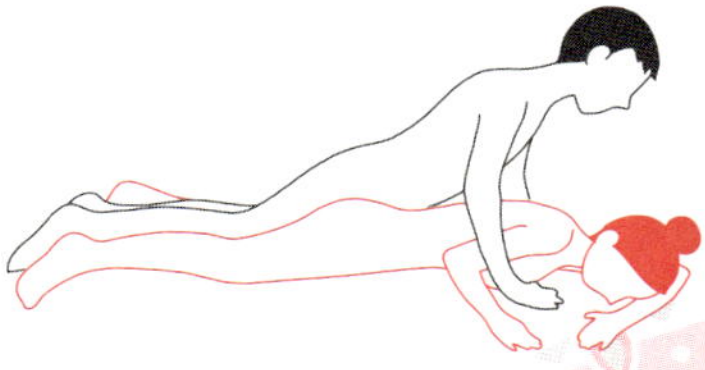

リラックス編

41手

リラックスしながら遠くを眺めるイメージ
ヤーマを見るポーズ

首や肩のこわばりをほぐし
血流をよくして、自律神経を整える

★ポーズのとり方

①大の字に仰向けになる。

②両手を後頭部へ重ね、腹筋、肛門、膣を締めたら首を上げる。

③腹筋にしっかり力を入れ、目線はへそに。

④そのまま鼻から吸って口から吐く腹式呼吸を6回(1分)。

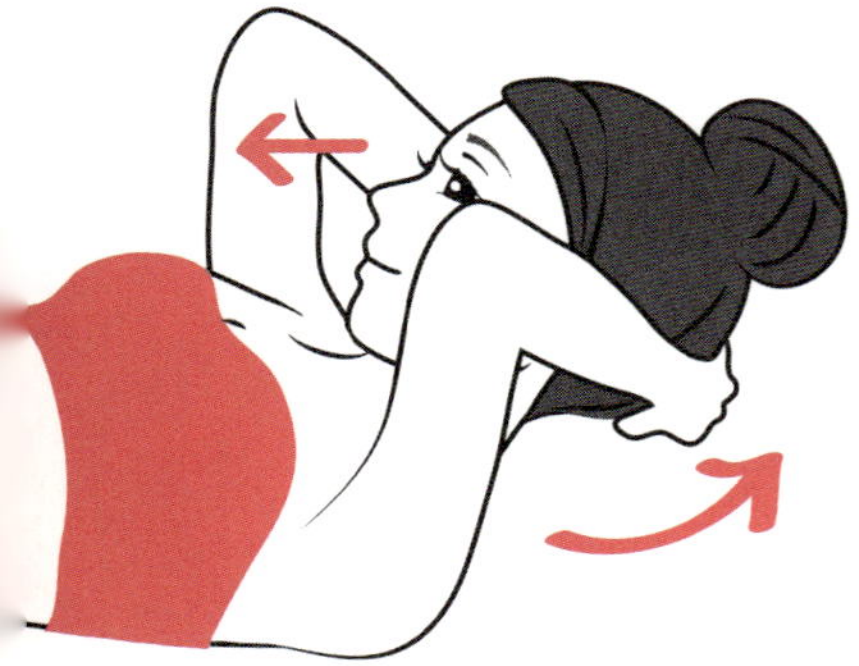

★効果・効能

首こり解消

自律神経調整

リラックス

腹筋強化

★ポイント

首を勢いよく持ち上げたり引っ張ったりすると、痛みの原因になります。へそを見るように遠くを見つめましょう。お腹をへこませると体幹も鍛えられます。

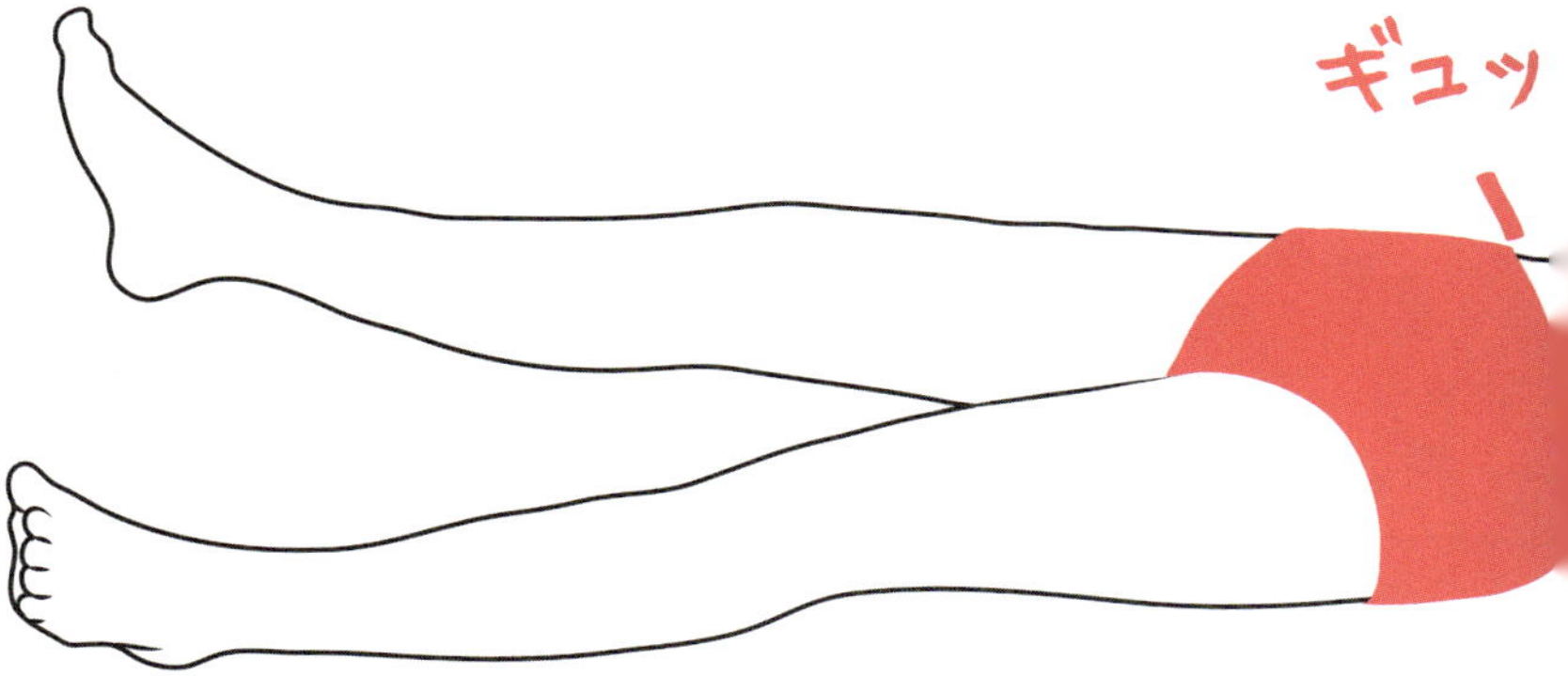

41手

ヤーマを見るポーズとは

日本では死んだ人（＝屍《しかばね》）は北枕で置かれますが、インド風水では南はヤーマ神（閻魔）がいるので足を持っていかれないよう北枕はNGとされます。

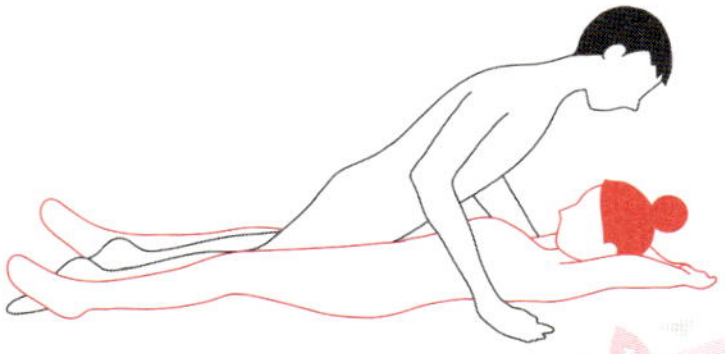

42手

死のように無の境地を感じる 屍《しかばね》のポーズ

ヨガの最強のリラックスポーズ。心身をほぐし整える

★ポーズのとり方

①大の字に仰向けになる。

②両手のひらは天井へ。

③足先から順に、床にカラダを沈めるように力を抜いていく。

④しっかりリラックスできるまで、呼吸を深く繰り返す。

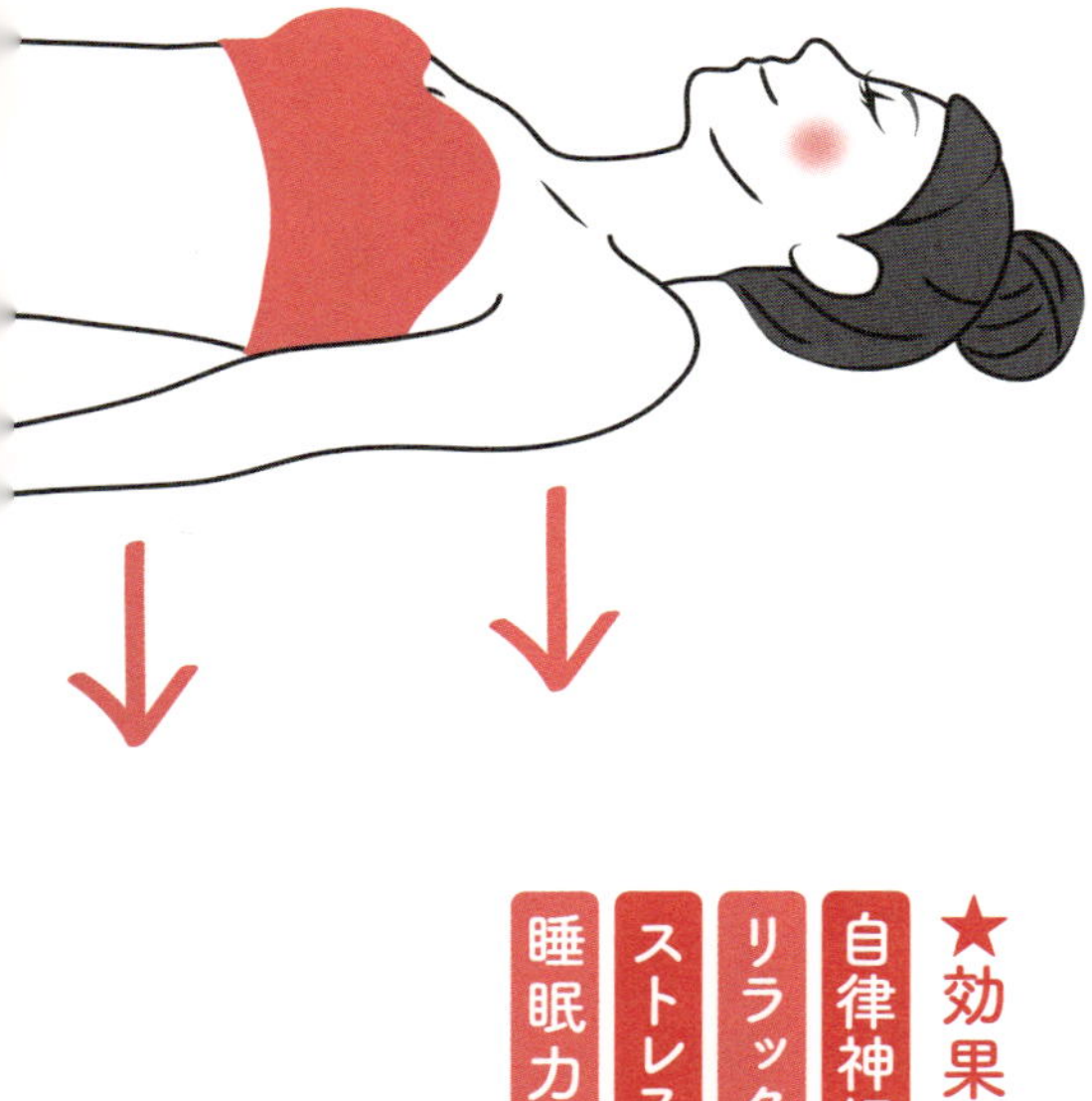

★効果・効能

- 自律神経調整
- リラックス
- ストレスケア
- 睡眠力

★ポイント

カラダ全体が呼吸をするたびに床に沈み込むように、とにかく全身の力をしっかり抜きましょう。このポーズのまま瞑想をしてもいいですし、入眠するのもよいでしょう。

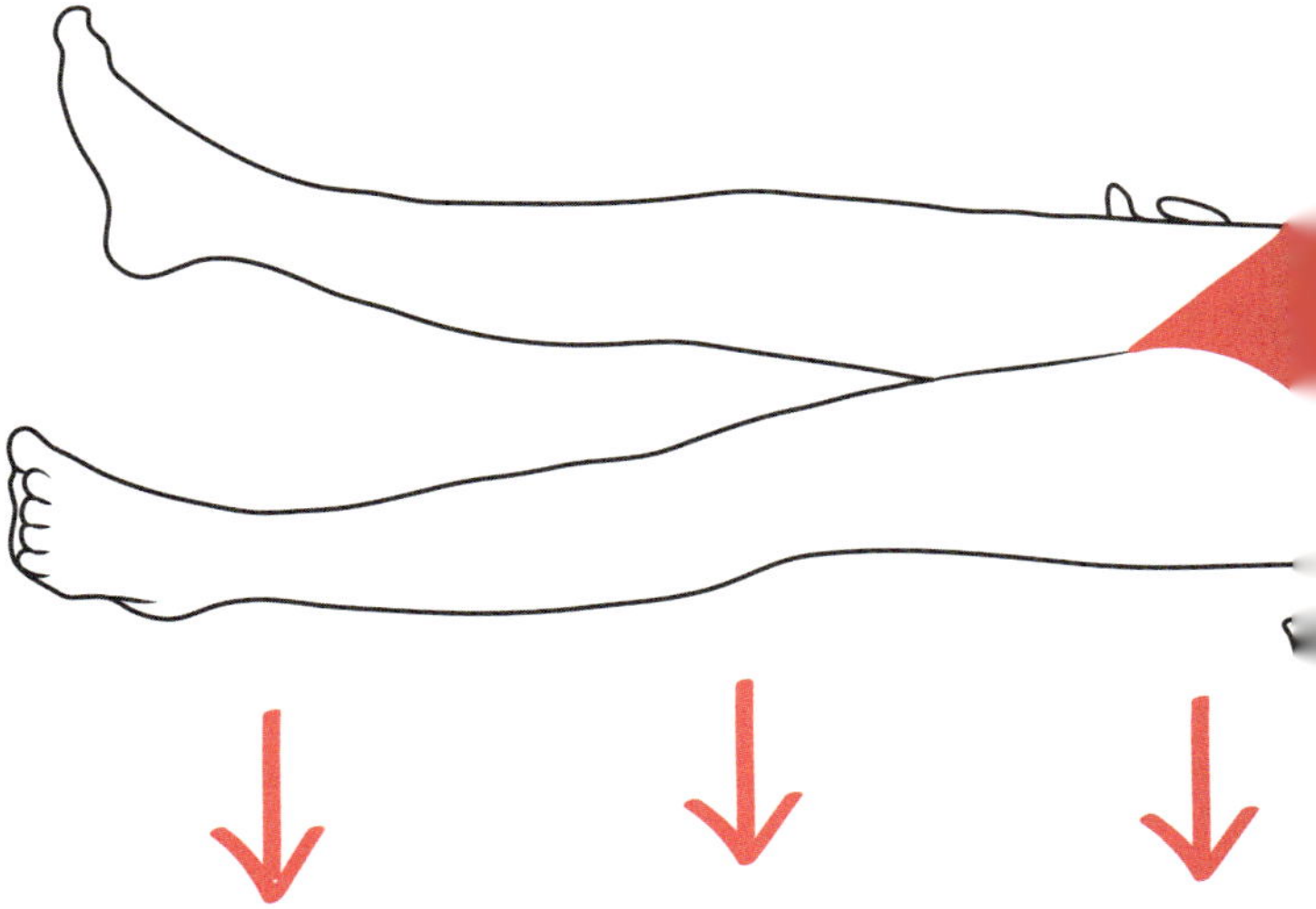

42手

屍のポーズとは

“死ぬ練習”のポーズであり、最強のリラックス＆心身のバランスをとるポーズといわれています。仰向けの状態の上にパートナーが逆向きに覆いかぶさりフィットします。

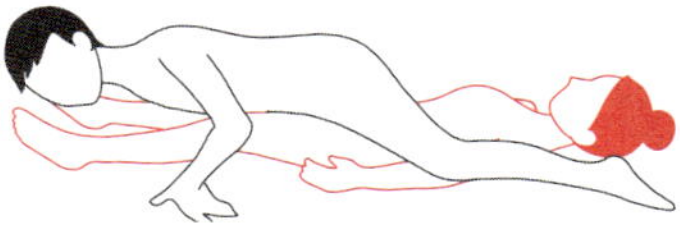

密着・柔軟編

「私が異常にカラダがかたくて、いろんな体位ができません」
「股関節がかたすぎて、パートナーとのフィット感をいまいち味わえません」
「柔軟性がなさすぎて、最中に脚がつります」

私はプライベートレッスンをメインに行っており、サロンもプライベート空間なので、カラダのお悩みだけでなく、外ではいいにくい性愛のお悩みもみなさん告白してくださいます。

「愛するパートナーとのコミュニケーションをもう少しうまくしたい」と密かに感じている方はとても多いのです。パートナーをどのポジションで受け入れるにしても、股関節と太もも裏の柔軟性は大切ですし、パートナーとの肌の密着度を高め、体温の受け渡しをうまく行うためにも、柔軟性は高めたいものです。**性愛はとても原始的なセラピーですし、もとよりカーマスートラやヨガの肝といっても過言ではありません。**

普段、運動やストレッチを習慣としていない方に突然、開脚を促しても筋を痛めてしまいます。また初めてレッスンにいらっしゃる方も、開脚をして脚を伸ばすとだいたい足の指がつってしまいます。「最中に脚がつって中断……」ということにならないためにも、日ごろからストレッチをして、股関節、太ももの裏の柔軟性を上げていきましょう。まずは脚がつらない・筋を痛めない可動域からスタートしてください。無理に開脚をすると、ケガの原因にもなりますので、お風呂上がりの温まったカラダで行うと、柔軟性も高まりやすくなります。

以前ある番組に出演させていただいた際に、「何日間でカラダは柔らかくなるのか」という実験を行ったことがありました。**お風呂上がりに、毎日5~6分の柔軟ストレッチを行った結果、約10日間で、15センチくらいカラダの可動域が広くなったのです。**

しかも、**柔軟性が高まっただけでなく、お風呂上がり、つまり寝る前に行ったことで、カラダの血巡りがよくなり、入眠や睡眠の質が上がり、朝までぐっすり眠れるようにもなったのです。**

繰り返しになりますが、やはり、下半身の筋肉というのは、さまざまな健康効果がのぞめます。柔軟性を高めて、ご自身の心身のケア、そして、愛するパートナーと肌で交わすコミュニケーションの向上に活かしていただけるとよいかと思います。

このパートはぜひ、習慣化していただきたい項目のひとつです。

43
手

脚の動きを蓮に見立てた体勢

蓮《はす》のポーズ

片脚ずつ丁寧に股関節の可動域を広げ
柔軟性と血巡りをよくする

★ポーズのとり方

①大の字に仰向けになる。

②右脚を開脚しながら曲げて右手で膝《ひざ》、左手で足の甲をつかむ。

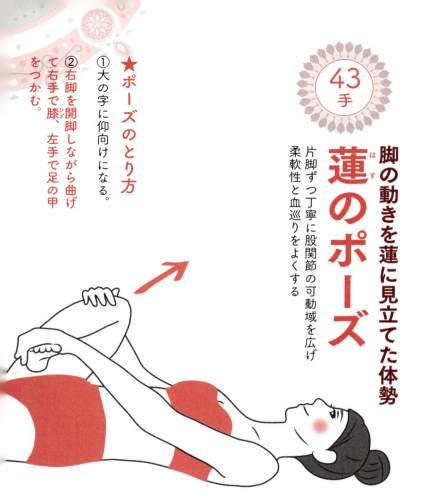

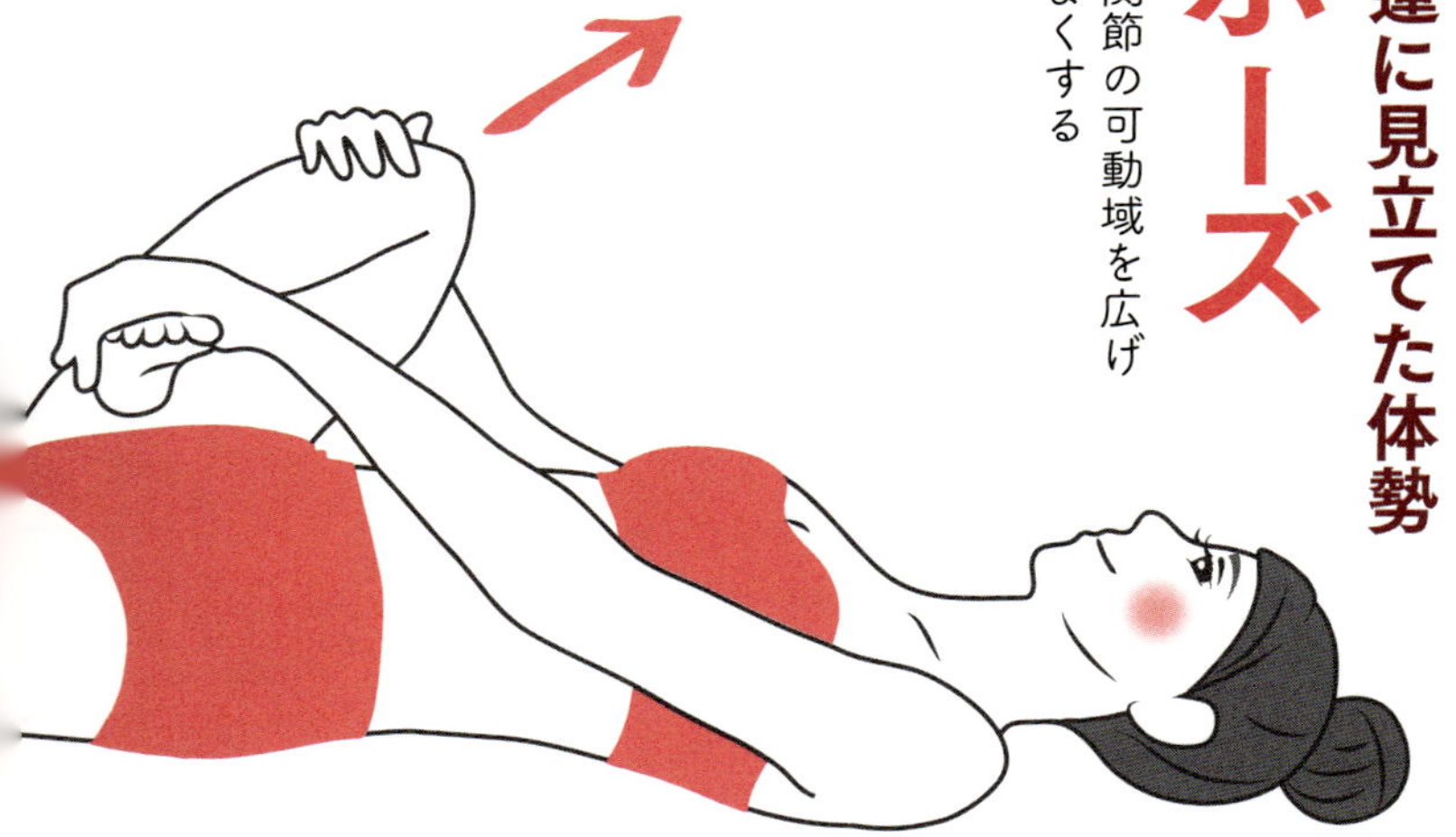

③肛門と膣を締めて、さらに手で**太ももを外側へ伸ばし、股関節を広げていく。**

④そのまま鼻から吸って口から吐く腹式呼吸を6回（1分）。

⑤逆脚も繰り返す。

★ポイント

力任せに勢いよく股関節を引っ張らないで、少しずつ可動域を広げていくようにしましょう。カラダのかたい人は無理をせずにリラックスを心がけて伸ばしましょう。

★効果・効能

- 股関節柔軟
- 太もも柔軟
- 美脚
- 血巡りアップ
- 生理痛予防

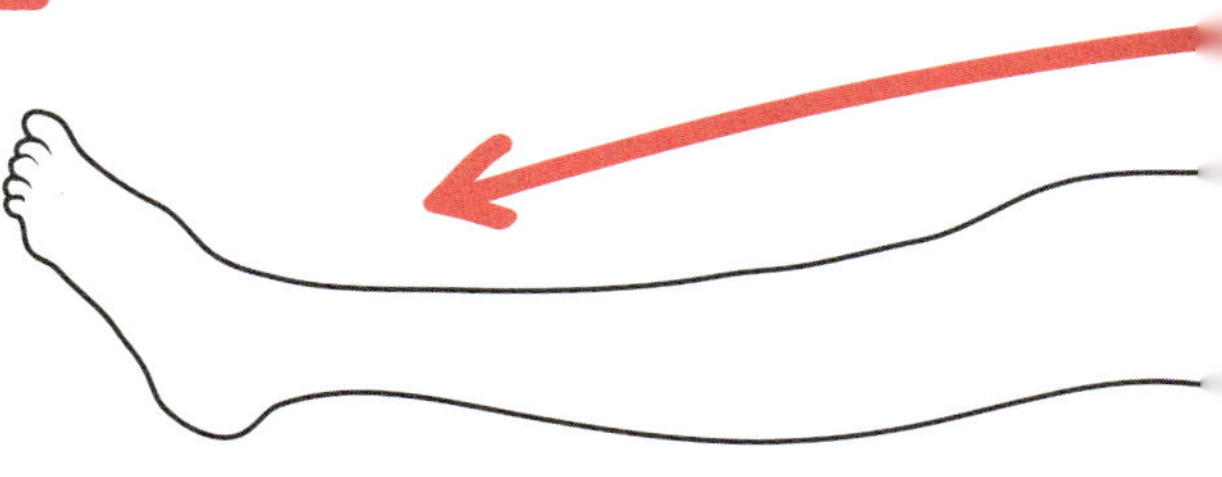

蓮のポーズとは

女性のポーズを蓮になぞらえたものです。仰向けの女性の上にパートナーが覆いかぶさるようにフィットするポーズです。片脚を上げているので深く感じることができます。

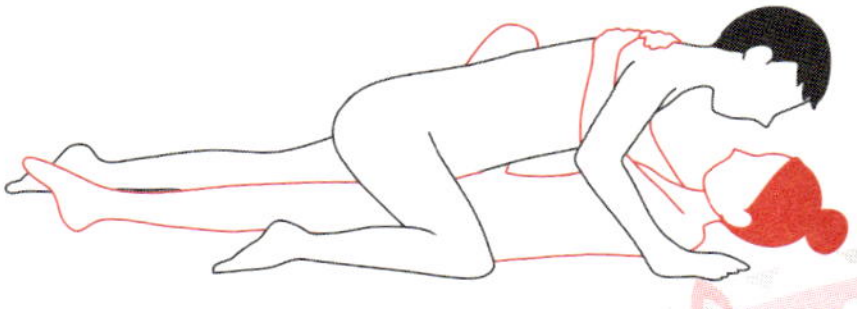

44手

竹に分け入って秘密の在処《ありか》を探す

竹を分けるポーズ

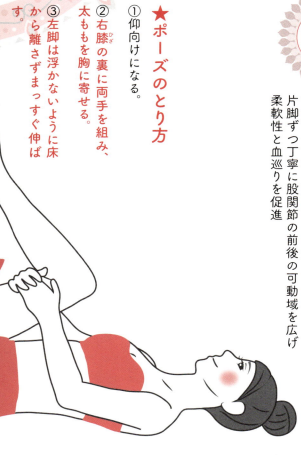

片脚ずつ丁寧に股関節の前後の可動域を広げ
柔軟性と血巡りを促進

★ポーズのとり方

①仰向けになる。

②右膝《ひざ》の裏に両手を組み、太ももを胸に寄せる。

③左脚は浮かないように床から離さずまっすぐ伸ばす。

④そのまま鼻から吸って口から吐く腹式呼吸を6回（1分）。

⑤逆も同じく繰り返す。

★ポイント

股関節がかたい人は勢いよく脚を引っ張ると痛みの原因になります。少しずつ可動域を広げていきましょう。続けてポーズをとっていくことで、股関節の柔軟性が高まります。

★効果・効能

- 股関節柔軟
- 太もも柔軟
- 美脚
- 血巡りアップ
- 生理痛予防

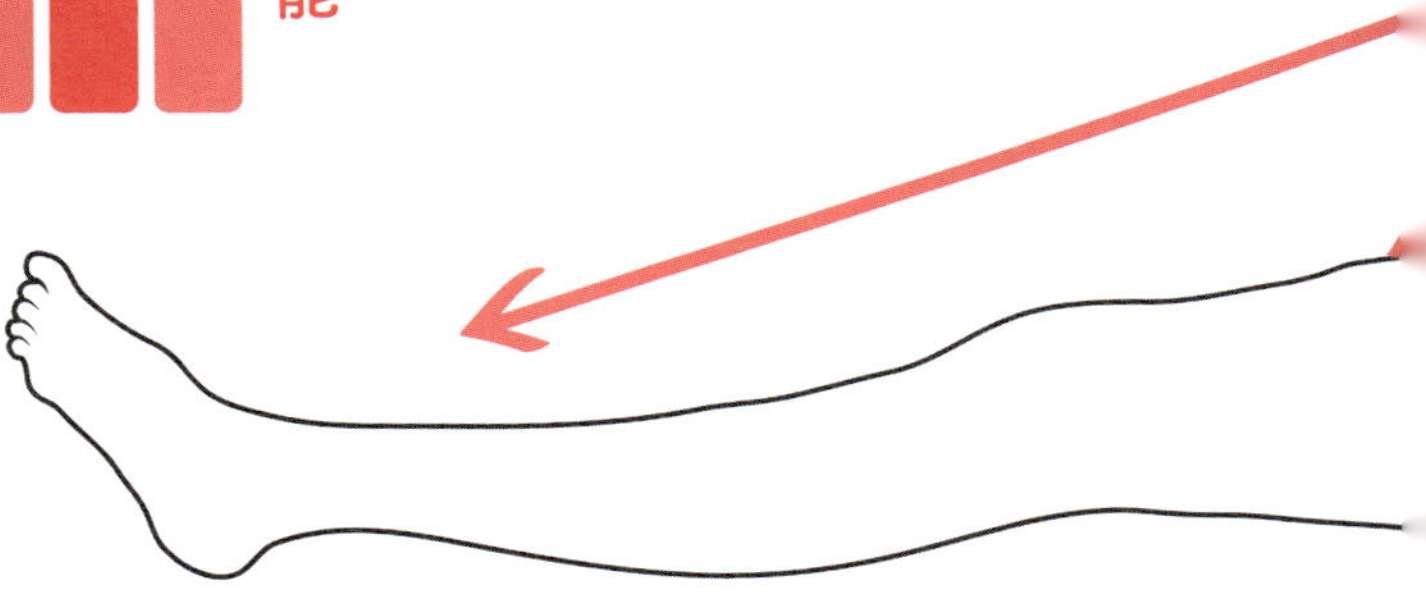

竹を分けるポーズとは

竹を分けるように女性は片脚を上げます。上げた脚をパートナーの肩へのせてフィットさせます。女性の奥までパートナーがたどり着く密着度が高いポーズになります。

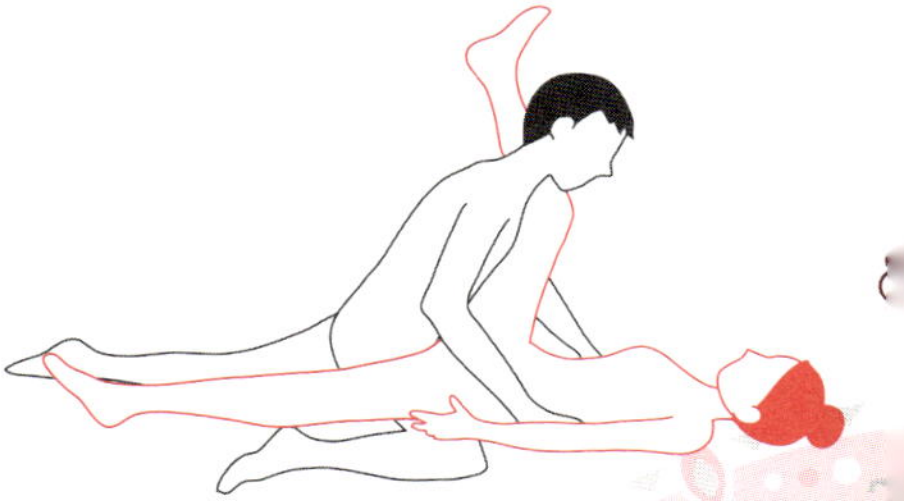

45手

パートナーとふたりでつくる体勢

固定している釘のポーズ

片脚ずつ脚を上げ、浮腫みを改善。同時に柔軟性と血巡りを促す

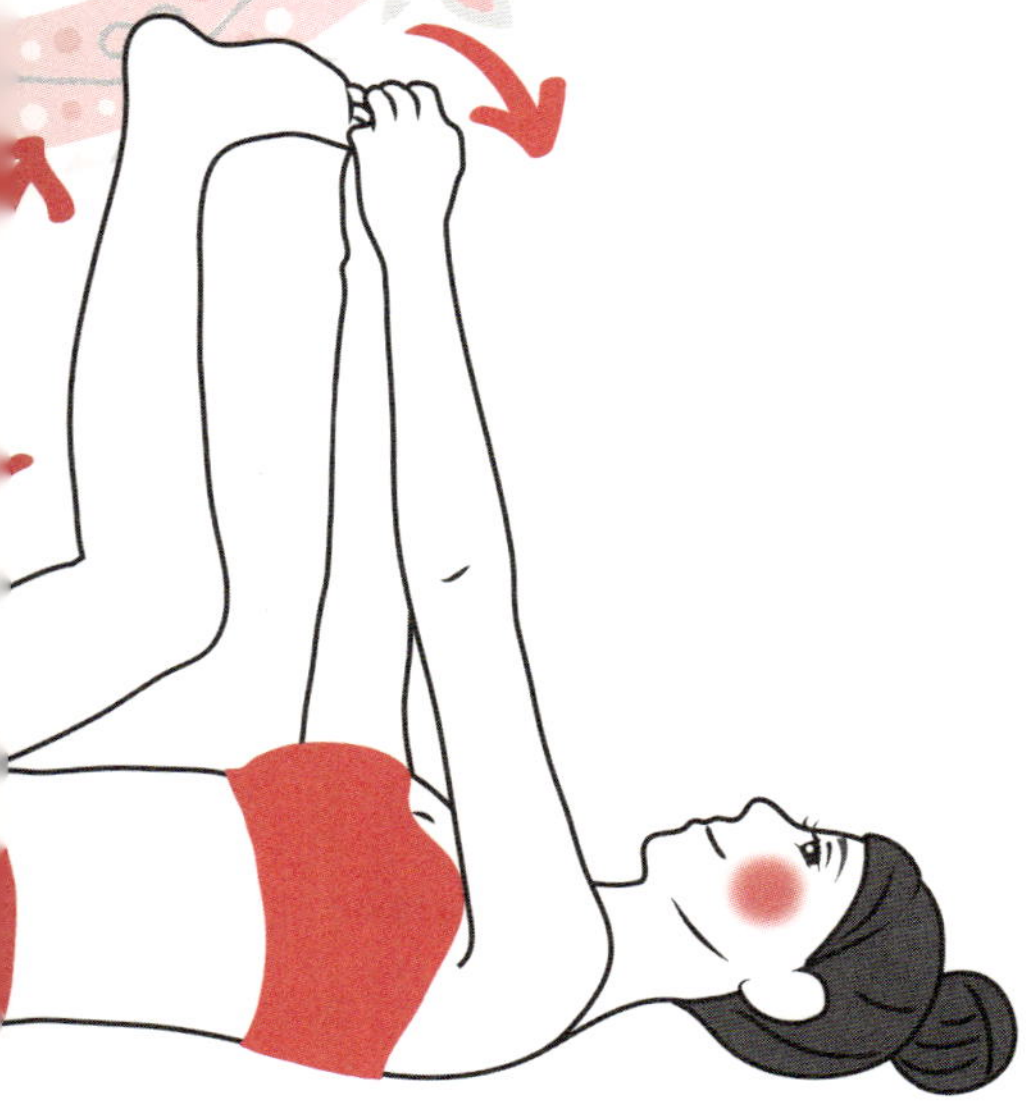

★ポイント

太もも裏がしっかり伸びているのを意識しましょう。足の指先が持てない場合、タオルを足裏に掛け、タオルの端を持って開脚をしても効果は得られます。

★効果・効能

- 脚の柔軟
- 太もも柔軟
- 美脚
- 血巡りアップ
- 生理痛予防

★ポーズのとり方

①仰向けになる。
②右脚を上げて膝《ひざ》を胸に寄せる。
③足の指先を手でつかみ、胸のほうへさらに引っ張る。
④左脚は浮かないように床から離さずまっすぐ伸ばす。
⑤そのまま鼻から吸って口から吐く腹式呼吸を6回（1分）。
⑥逆も同じく繰り返す。

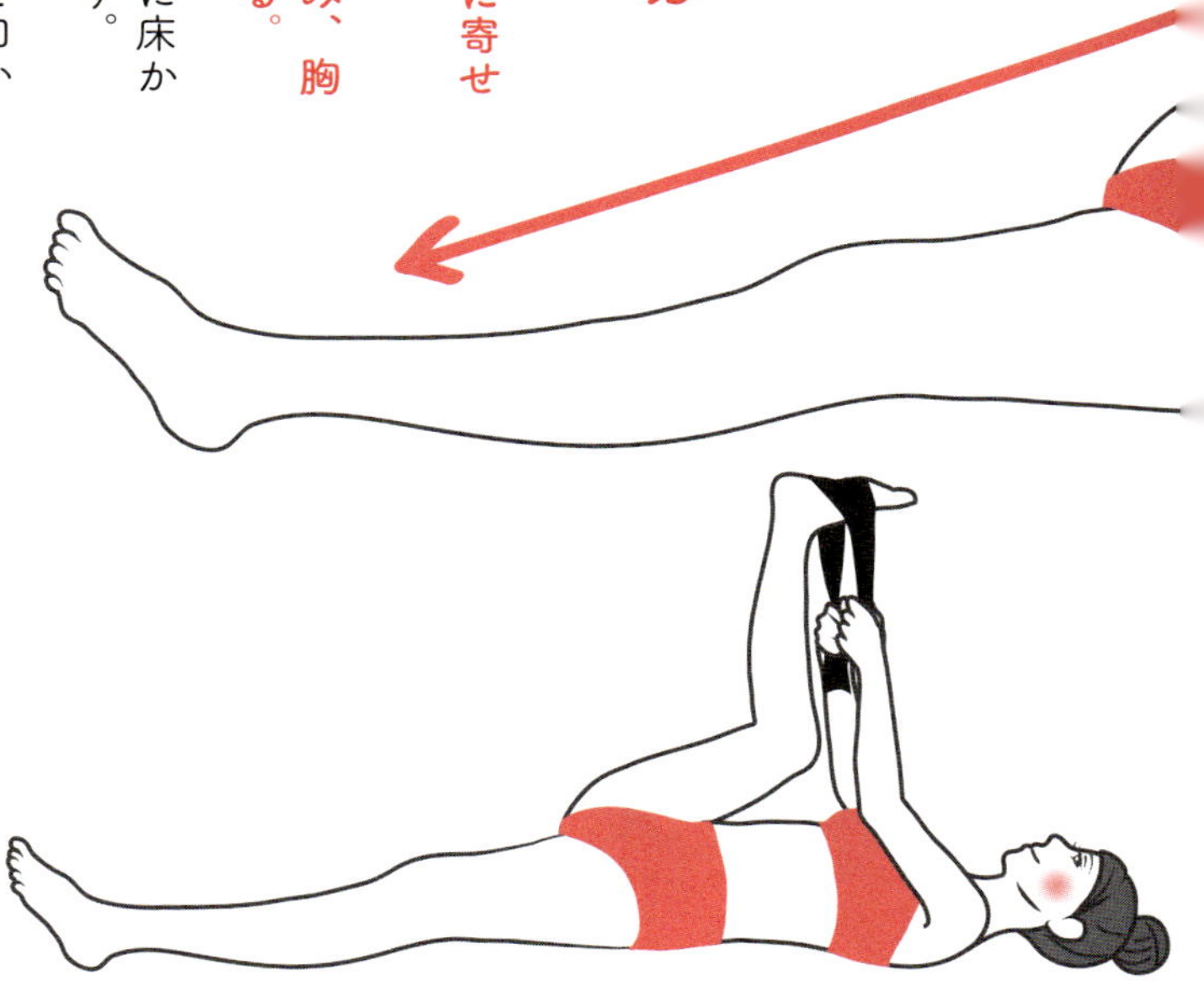

固定している釘のポーズとは

上げた脚の踵《かかと》をパートナーの額に当ててフィットするポーズです。パートナーの額が金槌、女性を釘に比喩したポーズで、かなり柔軟性が必要となります。

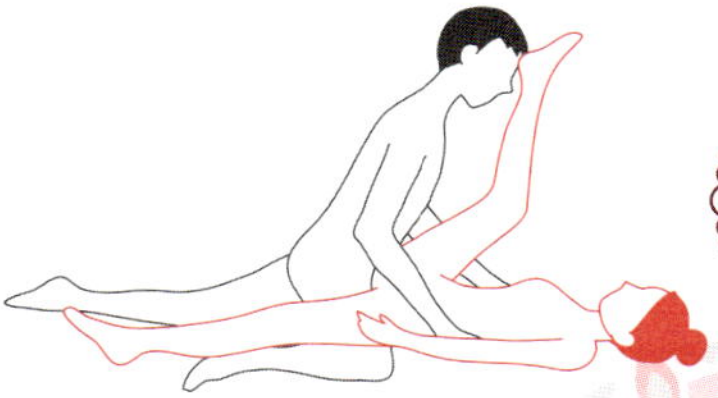

46手

開いた脚が花びらを模した体位

マリーゴールドのポーズ

股関節を解放し、密着度を上げる

★ポーズのとり方

①仰向けになる。

②**両膝《ひざ》を立て、足をなるべく膣の前に置く。**

③肛門、膣を締めたら**両膝《ひざ》を開脚し、両足裏を合わせる。**

④お尻で床を押すように**腰を少し反らす。**

⑤そのまま鼻から吸って口から吐く腹式呼吸を6回（1分）。

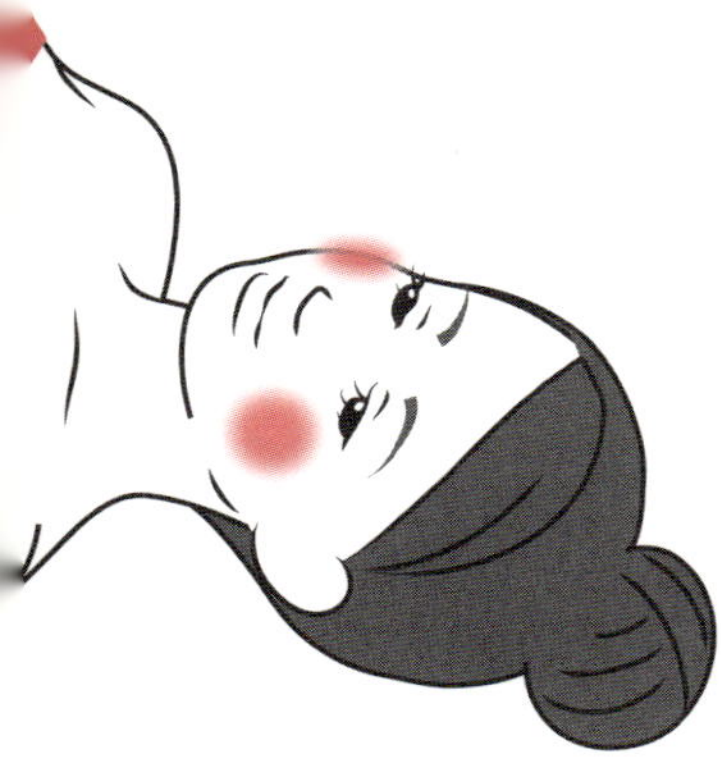

★効果・効能

股関節柔軟

太もも柔軟

美脚

血巡り

生理痛予防

★ポイント

股関節をゆるめ、解放することを意識します。合わせた踵《かかと》を膣に近づけるほど、より股関節の解放が広がります。痛みを感じない程度に挑戦をしてみましょう。

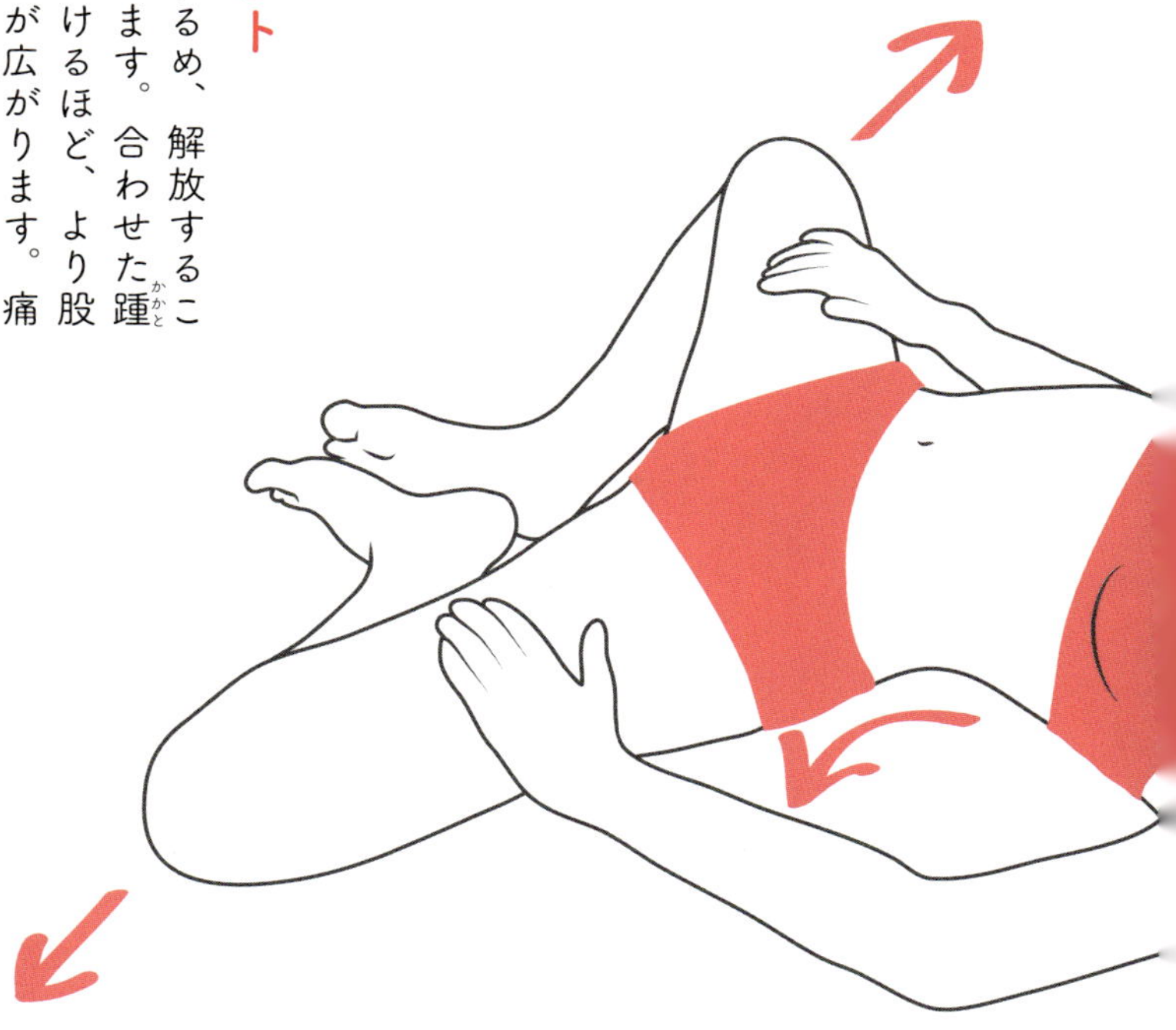

マリーゴールドのポーズとは

インドでは寺院に必ずマリーゴールドが飾られ、神々の首にもマリーゴールドの花輪が掛けられています。パートナーと一緒に同じポーズで対称的になりフィットします。

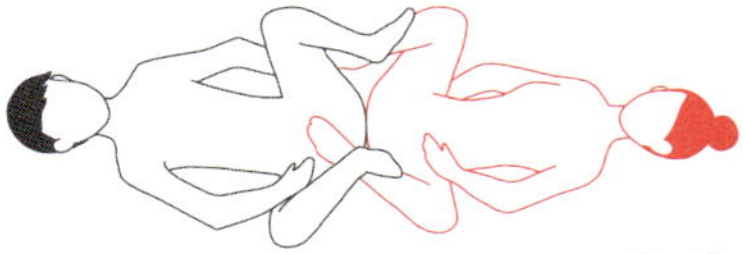

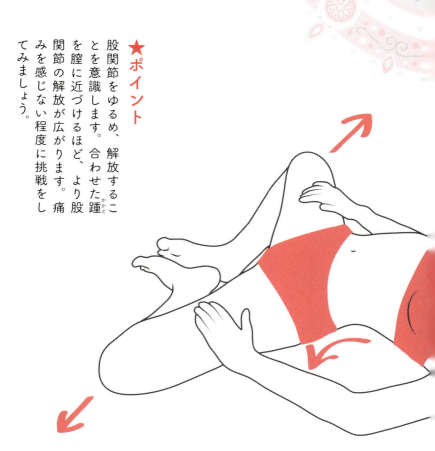

47手

ぺたんこ座りでカエルをイメージ
カエルのポーズ

重心を下げることで密着度を上げる
O脚の改善も期待できる

★ポーズのとり方

①内股座り（ぺたんこ座り）になり、太ももは開く。

②両手を前につきながらそのまま四つん這いになる。

③お尻を床から10センチ離し、肛門と膣を締め腰を反らす。

④そのまま鼻から吸って口から吐く腹式呼吸を6回（1分）。

★効果・効能

腰の柔軟
太もも柔軟
血巡りアップ
生理痛予防

★ポイント

膣を床に近づけるイメージで重心を下げながら腰を反らし、胸を引き上げましょう。これにより、股関節が内旋し、O脚と逆の力が働き、脚全体の筋肉をストレッチできます。

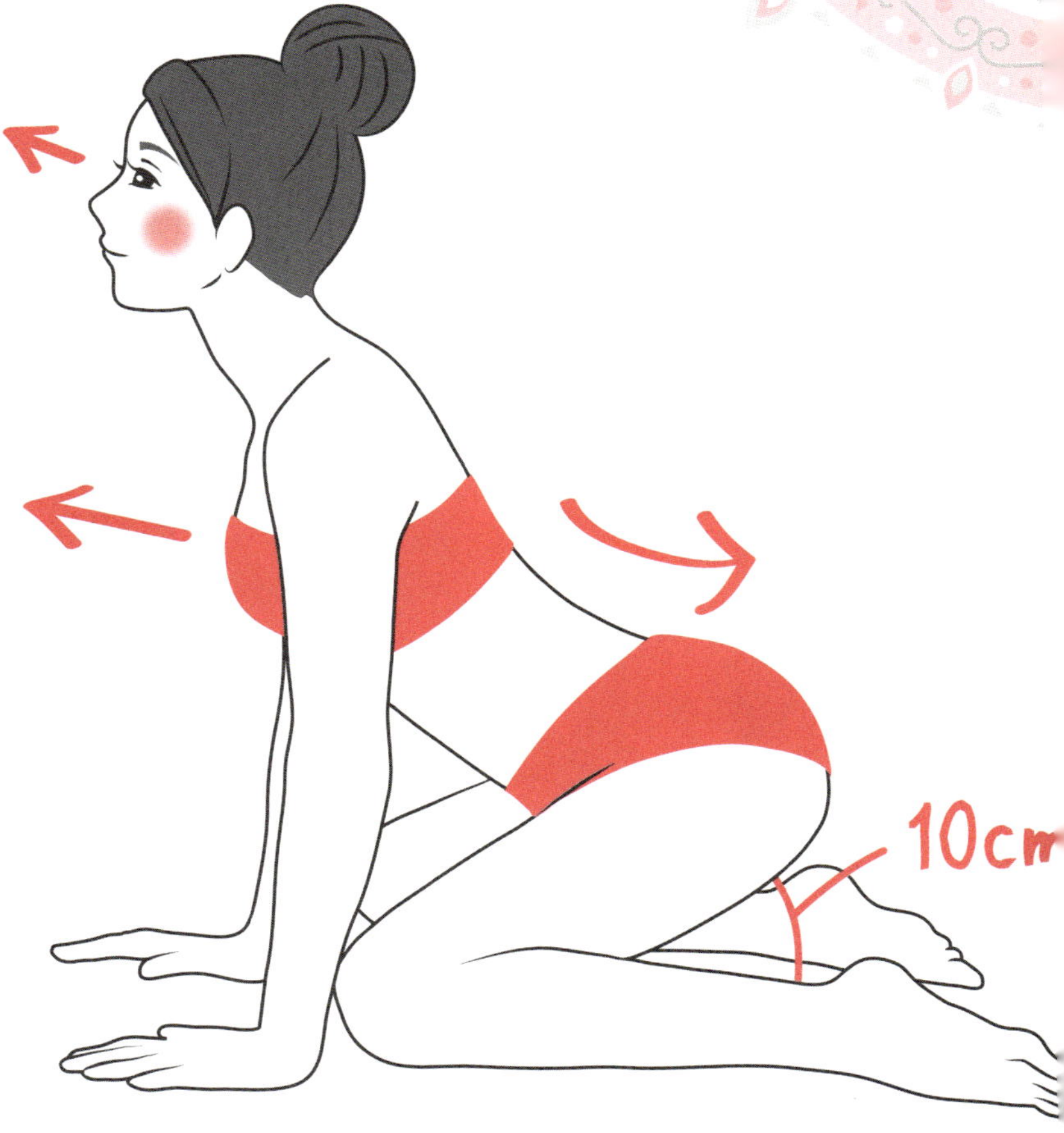

カエルのポーズとは

女性はカエルのような姿勢で、長座になったパートナーの上に、同じ方向をむいてまたがりフィットするポーズです。女性は自分の感じるままに動くことができます。

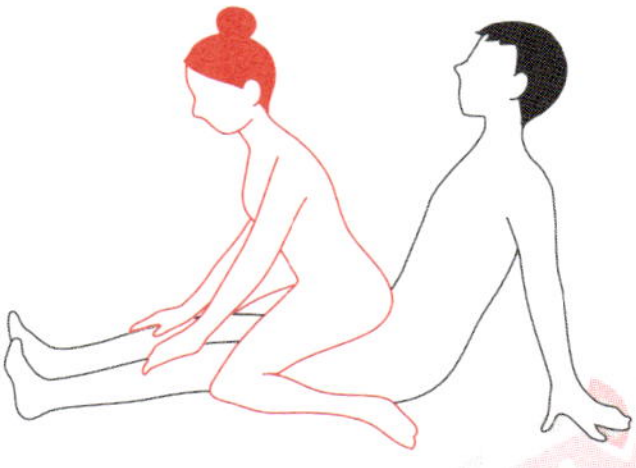

48手

インドの万能薬の花をモチーフに
トゥルーシーのポーズ

脚、背中をストレッチし、全身の血流を活性化。柔軟性を高める

★ポーズのとり方

①長座（脚を揃えて前に伸ばす）になる。

②左脚を外もも側に曲げて膝《ひざ》が浮かないようにする。

③右足を両手でつかんで、背中を伸ばすように前屈する。

④そのまま鼻から吸って口から吐く腹式呼吸を6回（1分）。

⑤逆も同じく繰り返す。

★ポイント

伸ばした脚の太もも裏がしっかり伸びていることを意識すること。前屈をするときは背中を曲げるのではなく、骨盤を立てたまま倒すと、柔軟性と可動域が広がる。

★効果・効能

太もも柔軟

美脚

血巡りアップ

生理痛予防

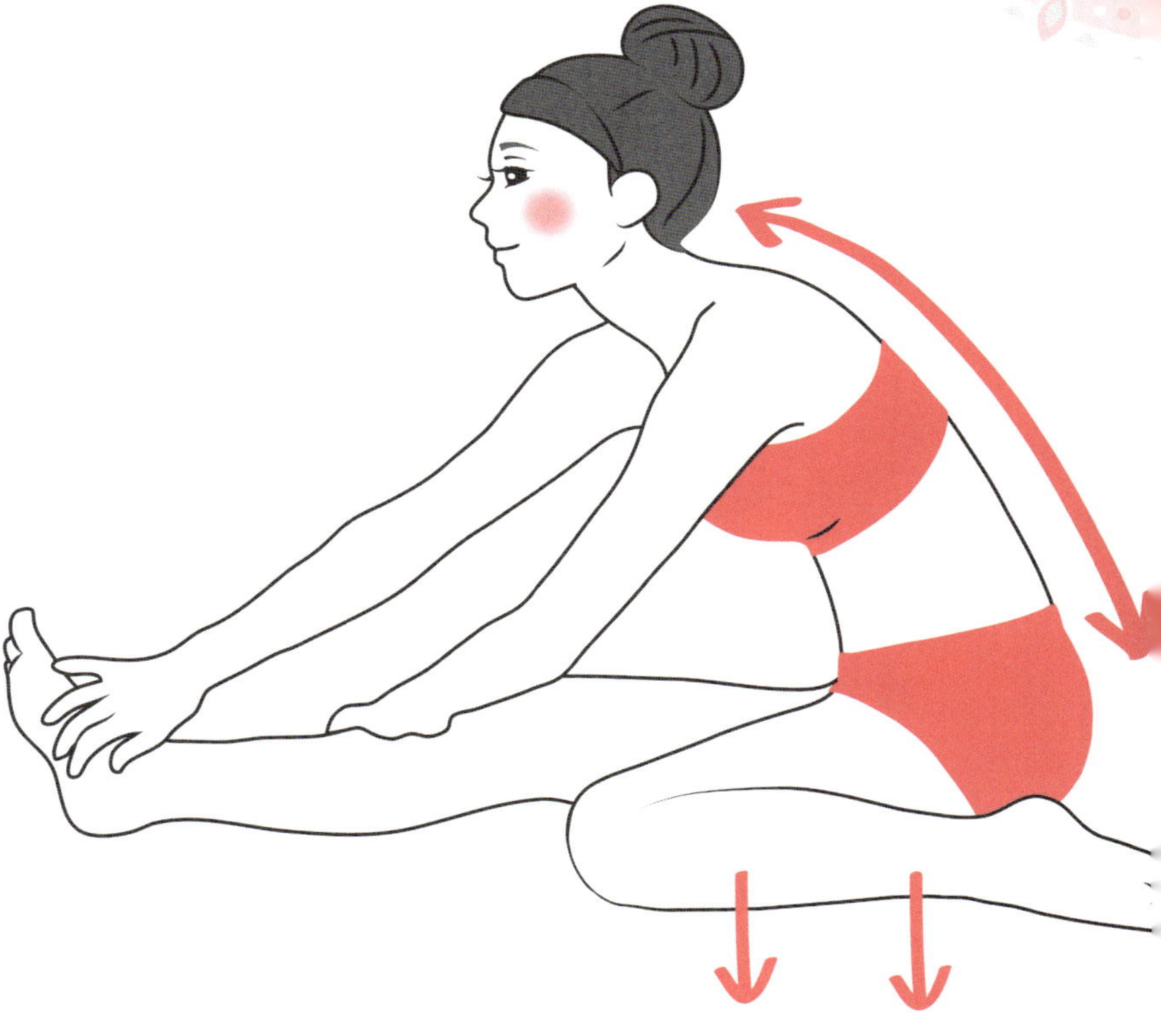

トゥルーシーのポーズとは

トゥルーシーは別名ホーリーバジルといい、枝に張り付くように小さな紫色の花を咲かせるインドの万能薬とされる植物。枝に張り付く花のようにフィットするポーズです。

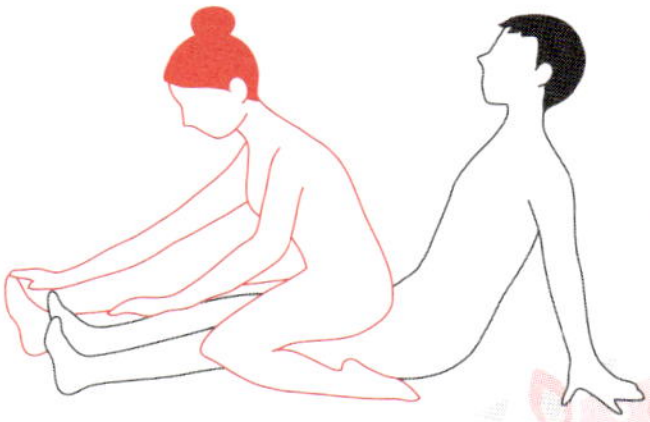

Kãma Sutra Yõga

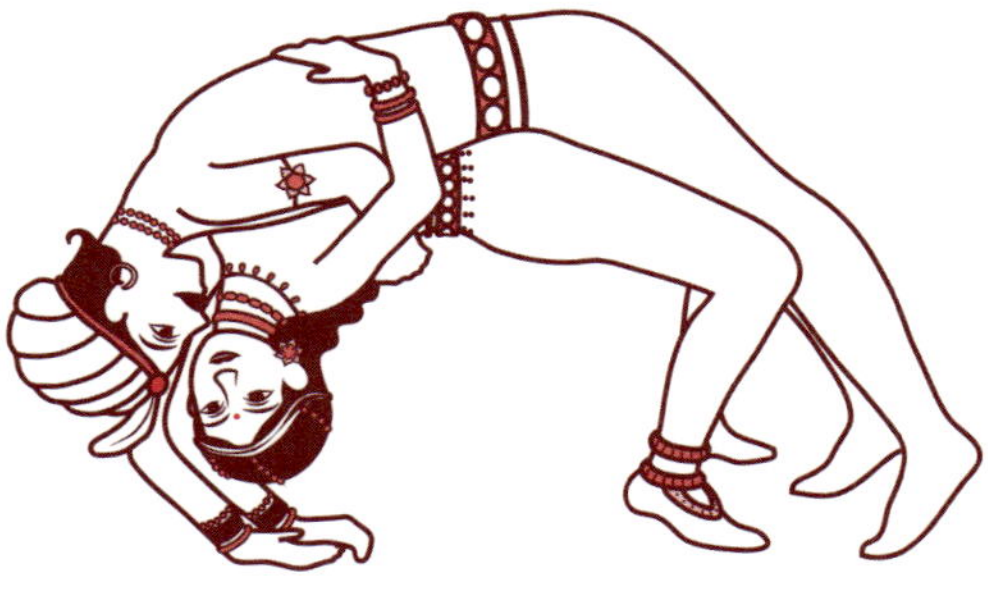

第3章

アタッチメントは癒やしの時間

〔性愛は、相手への思いやり〕

「こういったことを研究しない女ってつまらない女よ。すぐに飽きられるわ」

銀座歴50年以上という、ある大ベテランのママさんがポソッとひと言。

続けて、「〝床上手〟か〝料理上手〟っていうじゃない。あれ、そうじゃないのよ。〝床上手は料理上手〟なのよ。だって両方とも相手への思いやりでしょ」

なるほど……。確かに、両方とも、喜んでくれる相手がいるからこそ研究しようという気持ちになるものですよね。これには感服。さすがのひと言でした。

実際に、ここ最近どっと増えたご相談やコメントが、「パートナーとのコミュニケーション」についてです。

はじめはダイエットや体調管理のためにいらっしゃる方々も、よくよくと話を聞いてみると、「夫婦関係を改善したい」「彼氏が欲しい」「セックスの技を磨きたい」といった一歩踏み込んだお話になっていくのです。

つまり、「自分自身の体調を整えたい」という向こう側にあるのが、〝パートナーとのコミュニケーションをもっと深めたい〟というお悩みなのです。

〔コミュニケーション不足という現状〕

日本において、実に半数以上が結婚後セックスレスだといいます。「仕事で疲れている」「産後なんとなくしたくなくなった」など理由はさまざまですが、同時にこの状況をなんとかしたい、しなくちゃ、という気持ちでいるのも事実です。

一度期間が開いてしまうと、誘いにくくなったり、だんだんとお互いにそういった話をしにくくなったりして、避けたい話題になってきてしまいますよね。でも、女性は生理後の排卵日前後になると本能的に性愛を求めたくなる方は多いですし、男性も、セックスレスが原因でストレスから解放されないという方も多く見受けられます。

人は欲求がある限り、それが解消されないとストレスになってしまい、心身の毒になってしまいます。

きちんとお互いに話し合えればベストですが、なんとなくそういった話をするのは億劫になってしまって、カラダだけでなく心のコミュニケーションもだんだんとうまくとれなくなってきてしまうのです。

〔思いやりは長寿の秘訣！〕

そういった状況下にいる方は、ぜひアタッチメント（愛着形成のためのスキンシップ）から再開してみてはいかがでしょうか。

「はじめに」でも触れましたが、**幸せホルモンであるオキシトシンは、セックスだけでなく、手をつないだり、頭をなでたり、背中をさする、見つめ合うということでも刺激され、分泌されるといわれています。**

ですので、例えばパートナーが落ち込んでいるときや疲れているときに、「大丈夫？」などと優しく声をかけながら背中をさする、ということからはじめてみてはいかがでしょうか。または、ご自身が心身疲労しているときには、感情的にパートナーに当たったりせず、「今日、つらいことがあって疲れているから、少し背中をさすってほしい」とパートナーに話してみてください。**心を許す発言に嫌な気持ちになる人はそういないものです。手のひらでお互いの体温の受け渡しをしていただきたいです。**

さらに、この幸せホルモンであるオキシトシンは長寿のカギを握るともいわれています。

オキシトシンはパートナーだけでなく、例えば、ペットを抱っこしたり、孫を抱っこしたりなどの抱擁行為でも分泌されますが、そのほかには、〝人に親切をする〟ということでも分泌され、さらには、オキシトシンの分泌がスムーズな人はそうでない人、つまり親切行動が少ない人に比べて長生きするといいます。

もともと生き物のほとんどが閉経を迎えるとすぐに寿命が尽きるのに対し、人間は〝親切〟によって幸せホルモンを分泌して長寿になったという進化論を唱えるカリフォルニア大学ロサンゼルス校スティーブ・コール教授の研究によると、落とし物を拾ったり、席を譲ったり、積極的に親切な行動をした人は、そうでない人に比べて寿命が長いという研究成果が発表されました。

人は親切にして相手の笑顔を見ると、ふわっと心が明るくなったり、気持ちが軽くなったりするものですが、このときに脳内では、気分が高揚すると分泌されるドーパミンや、安心感や睡眠に導くセロトニンという幸せホルモンが分泌されます。そのほかには、もちろんオキシトシンも分泌され、そのオキシトシンは心臓でもつくられることがわかってきています。

心臓でつくられるオキシトシンは、心臓の血管を柔らかくし、心筋梗塞の予防や、全身の炎症を抑える作用もあるといいますから、**親切な行為をして、ホルモン分泌を**

促すと、アンチエイジングになるということになりますね。

こうして書いている中でふと思い当たったのが、私がプライベートで度々訪れるスペインが、あと数年後には世界一の長寿国になるといわれていることです。

スペイン人はとにかくスキンシップをとります。挨拶では、相手と必ずといっていいほど、ほっぺ同士で左右にキスをしますし、なにかあるごとにハグをしたり、話をしながらさりげなく相手の肩に手を置いたり、背中を触ったりするのが日常です。家族や仲間の絆をとても大切にする国民性ですから、だれかが困っていればみんなで助けるというのも当たり前。

長寿の秘訣にスペインの食文化の特性、例えば赤ワインのポリフェノールがいいとか、オリーブオイルやトマト、にんにくをたくさん食べる習慣があるからだともいいますが、それだけでなく、このスキンシップや絆から生まれる親切心が大きく関わっているのではないだろうかと思えてなりません。

〝相手を思いやる心や行動〟は〝3大幸せホルモン〟のオキシトシン、セロトニン、ドーパミンが全部刺激されるのですから、まずは一番近くにいるパートナーをいたわり、それがまわりまわって結果としてご自身の心身のケアにつながるようにしてください。

そしてこれが、〝愛し合う〟ということなのかもしれません。

〔女性に性愛の自信をつけさせる方法〕

この章の最後に、実際にカーマスートラ内にちりばめられているある記述をかいつまんで紹介したいと思います。それは、見出しの通り、「女性に性愛の自信をつけさせる方法」です。この内容はカーマスートラの中で「男性からの求愛の方法」や「結婚について」などが記載されている部分で触れられています。

みなさんからのお話を聞いていますと、「自信がない」というだけでなく、「男性が怖い」という方もいます。過去に男性から嫌な思いをさせられたり、愛のない性愛を経験してしまってはトラウマになるのも仕方ありません。

カーマスートラでは、主に男性が女性に自信をつけさせる方法として、男性の禁止事項や、あるべきスタイルが紹介されていますので、もし本書の読者で男性の方がいらっしゃれば、やや古臭いと思われるかもしれませんが、ぜひ参考にしていただけるとうれしいです。

ただ、今の時代〝男性が〟〝女性が〟という役割分担はナンセンスです。大事なパートナーのカラダや心が傷を負わないためにも、相手を敬う気持ちを忘れずに愛し合っていきましょう。

カーマスートラ　―女性に性愛の自信をつけさせる方法―

- 男性は女性を誘うときに部屋にきれいな花をたくさん飾って、部屋をいい香りにして彼女を迎え入れること。
- 彼女を迎え入れた際には、笑顔で楽しい話をしなければいけない。
- 結婚初夜（昔は見合い結婚が多かったので現代でいえば交際の日）から一週間ほどはセックスをしてはいけない。9日目に男性は彼女をロマンチックな場所に連れていき、愛の言葉をささやき、女性に自信をつけさせていくこと。粗雑に扱えば、女性の心は閉ざされ、心を通じ合わせることはできなくなるので、やさしく愛情をもって近づかなければならない。
- 男性は初夜に女性を乱暴に扱ってはいけない。
- まずはやさしい抱擁からはじめ、その後やさしくキスをする。
- キスで彼女の心がほぐれてきたら、彼女になにか話をするよう促し、男性は耳を傾ける。話を聞くのが上手な男性、話題の豊富な男性は女性から好かれる。
- お互いにリラックスして会話ができるようになったら、男性は「楽しい？　僕のことが好きか？」とたずねる。ただし、しつこくたずねてはいけない。

- 彼女と心が通じ合うようになったら、ゆっくりとやさしく彼女に愛撫をする。
- 彼女の洗ったカラダに、長い時間をかけてやさしく全身リップする。その後、男性はやさしく手を彼女の内股へ置き、ゆっくりと陰部へ向かい愛撫する。この際には、心のこもった動作で、愛をささやきながら行う。
- 性愛の技法をマスターする男性は（現代では女性も）すべての異性に愛される。
- 心のとらえ方としては、なれなれしくしすぎないこと。親友のようにすべて腹を割った仲も望ましくない。相手の欲求をすべて受け入れすぎるのもよくない、中ぐらいの心情が望ましい。
- 女性は羞恥心が強いため、配慮が必要であり、配慮ができない男性はすべての女性から愛されないだろう。
- 乱暴に扱われた女性は恐怖を抱くようになり、男性を恨み、恐れるようになる。

なにはともあれ、**パートナーへの愛情と配慮は〝性愛の向き合い方〟にとってとても重要なのは今も昔も変わりませんね。**〝親しき仲にも礼儀あり〟ということを忘れず、一番近くにいる人こそ、改めて大切にしていただきたいものです。

おわりに　～〝外出し〟は避妊じゃない～

以前、都内のある私立高校へ通うドイツ人男子留学生のホストファミリーをしていたときに、「〝外出し〟は避妊じゃない」というタイトルのついたプリントを持ち帰ってきました。

「ママ、日本ではどうして学校でコンドームを配らないの？　僕の国では、校門付近で無料のコンドームを学生に配っている人がいるよ。女の子には女性用の避妊具も配っているのが普通だよ。学校では、避妊の仕方だけじゃなくて、愛についても学ぶし、みんなでディベートもするよ」と。

このインパクトのある性教育のペーパーを見ると、公立校よりプリントを配布していた私立校のほうが子どもが取っ付きやすいように工夫されていて、年ごろの子どもたちにわかりやすくかつ詳細に記載されていました。一方、プリントを持ち帰ってきた男子の出身・ドイツは医療先進国でもあるので、日本でいう〝性教育〟に加えて、〝性愛教育〟もきちんと浸透しているんだな、と感じたできごとでした。

以前、北欧へ出かけた際にも、性教育の在り方を単に避妊の仕方などだけでなく、愛する相手とどう向き合うかという「性愛の向き合い方教育」へ移行した結果、性犯罪、堕胎手術が必要になってしまう学生の妊娠率が下がったというお話を伺ったことがあります。

しかし、東京のある中学校では、コンドームのつけ方を授業で行った際に、「過激教育だ」としてクレームがついたというニュースを目にしたことがあります。日本はそもそも文化的に性愛を大切にしてきた歴史があるにもかかわらず、近年においての日本の性教育は、欧米諸国と比べると、まるで時代錯誤でおくれをとっている印象は否めません。

性教育の現場で、「セックスをするということは、〝大切な人を思いやる心〟であり、生命、万物の営みで愛おしいものだよ」と教えてくれる大人はなかなかいません。それどころか、確信を得ずにセックスを単に「俗」と分類し、「下品なもの」としている大人がいる以上、〝性愛の在り方〟をきちんと子どもたちに伝えることはできないでしょう。そして、そういう大人に限って、「子どもを産め」と言いますし、矛盾だらけです。

本書でも繰り返しているように、性愛はカラダの交わりを通して、陰陽のバランスを整える＝体温だけでなく、心を通じ合わせる。つまり、心身すべてを通わせるということです。

めったやたらに性交をしろということでは決してありません。大切だと思える人と心身を通わせることによって、お互いの生命力やエネルギーも育ってくるものです。

それから、性愛のシーンにおいて、「してほしいこと、してほしくないことをきちんと伝える」ということも大切です。

「セックスのときに、激しく動くとか、〝そういう風に〟されると痛くて本当は嫌なんですけど、彼を傷つけてしまうんじゃないかと思うと言えずにいます。どう伝えたらいいのでしょうか」

こういったお話もよく耳にします。

イベントなどで男性の参加者がいるときには、そういった女性を代弁して、「女性は気を遣っていて、本当の気持ちを言えないという方が多いようですよ」なんてお話をします。すると、女性が男性に気を遣うように、男性も「女性から話してもらえないので、溝を埋められない」という意見も出てくるのです。何人かの男性たちのお話をきくと、「言ってもらわないとわからないから、言ってほしい」のだそうです。

〝してほしくないこと〟に我慢を続けていればいつか必ず限界がきますし、せっかく愛する相手でもそのひと言が言えないために残念な結果になってしまっては悲しすぎます。

〝してほしくないこと〟を言いにくいという方は、逆に〝してほしいこと〟をお話してみるといいかもしれません。好きな人の喜ぶ顔はだれでも見たいものですから、「してほしいことを話してくれる＝承認してくれている」という意識が働き、かえって喜ばれるでしょうし、〝してほしいこと〟を伝えることによって、自然と、〝してほしくないこと〟から行動が離れるかもしれません。

また逆に、家族になり、長い間連れ添ったパートナーとの関係においては、近い存在になればなるほど環境の変化やマンネリ化などで、愛を営むことや、関係性そのものが難しくなってくる面もあるかと思います。

長い時間一緒にいると、性愛のときにオキシトシンの反応が鈍くなるとも言われますが、せっかく〝好き〟という気持ちがあって一緒になった仲です。出会った当初の気持ちには戻れなくても、そのときとは違う新しい関係性は築いていけるはずです。

「パートナーが近くにいるのが当たり前」と思っていませんか？　でも、明日、突然事故でいなくなるかもしれない、病気になるかもしれない。つまり、今、一緒にすごしている時間は奇跡のようなものなのです。

マンネリ化しているという方も、もう一度、パートナーの好きなところ、よいところを発見してみてください。お互いに、よいところ、好きなところを出し合うのもいいですね。お互いの心の再確認になりますから。

そういったことを通して、関係性を少しずつリセットして、出かけるときには腕を組むとか、手をつなぐなどして、幸せホルモンの分泌を改めて促してみてください。

あなただけでなく、あなたのパートナーもきっと、もっと幸せになれるはずです。

言うまでもなく、本書は〝エロ本〟ではありません。

〝性愛〟の「性」という漢字は、「心に生きると書いて〝性〟」です。「性愛」となれば、「心に生きる愛」または、「愛が心に生きる」ということを表す、とても素敵な言葉なのです。

本書を通して、性愛の在り方、パートナーとの在り方を見直す機会にしていただけたらうれしいですし、古代インドの神々のファンタスティックな愛の語らいをポーズを通して楽しんでいただければと思います。

読者のみなさまの、心温まる幸せ、身体的な充実感とご健康を、心からお祈り申し上げます。

鈴木まり

参考文献
○カーマ・スートラ　ヴァーツヤーヤナ　大場正史訳　角川文庫
○性典・カーマ・スートラ　愛経　青木信光編著　参玄社
○KAMASUTRA　AlkaPande　SPEAKING TIGER
○魅惑のカーマスートラ　ニッポンの歩き方（電子書籍）
○図録　特別展人体～神秘への挑戦～　発行NHK、NHKプロモーション、朝日新聞社
○ぜんぶわかる動作、運動別筋肉・関節のしくみ事典　川島敏生著　栗山節郎監修　成美堂出版
○筋・骨メカニクス　リハビリ、スポーツのための機能解剖学　山口典孝・左明秀和システム
○図説　ヨーガ大全　伊藤武　佼成出版社

本を開いたまま
カーマスートラ ヨガを
実践していただけるように、
背表紙がない開きやすい仕様と
なっております。
製本のミスではありませんので
ご安心ください。

制作

株式会社SUPER MIX

構　成　知野美紀子
　　　　荒井風野
ブックデザイン　市原シゲユキ
イラスト　とみたかえり
プロデュース　成澤景子

PROFILE

鈴木まり（すずき・まり）

日本女性ヘルスケア協会長。株式会社ロサ代表取締役。
JOHORETCH（ジョホレッチ）®開発者。日本アーユルヴェーダ学会員。
アーユルヴェーダマイスター（日本セラピスト＆マイスター協会認定）。
国際薬膳師／中医薬膳師。アーユルヴェーダサロンROSAにてセラピスト、
心のカウンセラー、ジョホレッチインストラクターとしても活動。
コラム執筆、雑誌監修、著名人やタレント等へのプライベート指導も行っている。
現在、著書の『48手ヨガ〜江戸遊女に学ぶ女性ホルモンと体力活性法』が
大ベストセラーに。

膣活《ちつかつ》！ カーマスートラ ヨガ

2019年12月12日 初版発行

著 者 鈴木《すずき》まり
発行者 川金正法
発 行 株式会社KADOKAWA
〒102-8177 東京都千代田区富士見2-13-3
電話 0570-002-301（ナビダイヤル）

印刷所 図書印刷株式会社

お問い合わせ
https://www.kadokawa.co.jp/（「お問い合わせ」へお進みください）
※内容によっては、お答えできない場合があります。
※サポートは日本国内のみとさせていただきます。
※Japanese text only

定価はカバーに表示してあります。

ISBN 978-4-04-604519-5 C0075